Jaspreet Singh Badwal
Shivani Garg
Simarpreet Singh Batra

Lesões de células gigantes dos maxilares

Jaspreet Singh Badwal
Shivani Garg
Simarpreet Singh Batra

Lesões de células gigantes dos maxilares

ScienciaScripts

Cover image: www.ingimage.com

This book is a translation from the original published under ISBN 978-3-659-82775-4.

Publisher:
Sciencia Scripts
is a trademark of
Dodo Books Indian Ocean Ltd. and OmniScriptum S.R.L publishing group

120 High Road, East Finchley, London, N2 9ED, United Kingdom
Str. Armeneasca 28/1, office 1, Chisinau MD-2012, Republic of Moldova, Europe
Printed at: see last page
ISBN: 978-620-8-35756-6

ÍNDICE

INTRODUÇÃO

As lesões de células gigantes são um grupo interessante, mas controverso, que é melhor visto numa perspetiva histórica. A natureza desconcertante destas lesões pode ser ilustrada através de algumas das mudanças de nomenclatura e das inferências ao comportamento e à histogénese que elas sugerem. Termos como *sarcoma mieloide, tumor mieloide, tumeur a myeloplexis* (Coley, 1960), *osteoclastoma* (Stewart, 1922), *tumor de células gigantes* (Jaffe, Lichtenstein e Portis, 1940), *lesão de células gigantes dos maxilares* (Bernier, citado por Jaffe, 1953), *granuloma reparador de células gigantes* dos maxilares (Waldron e Shafer, 1966) foram associados a este grupo de lesões.

Foram feitos progressos notáveis em resultado do trabalho de Jaffe, Lichtenstein e Portis, 1940), que definiram e clarificaram o tumor de células gigantes do osso, delineando-o a partir de uma série de lesões contendo células gigantes. Os autores subsequentes aperfeiçoaram ainda mais a compreensão clínica e histológica desta lesão (Dahlin, Cupps e Johnson, 1970; Hutter et al., 1962; Morton, 1956; Murphy e Ackerman, 1956; Williams, Dahlin e Ghormley, 1954). A lesão de células gigantes dos maxilares foi geralmente considerada como reflectindo o comportamento do tumor de células gigantes noutros ossos até Jaffe (1953) tentar distinguir entre o tumor de células gigantes "genuíno" do osso e as lesões dos maxilares, a que chamou *granuloma reparador de células gigantes*. Na sequência do seu estudo, houve relutância em descrever qualquer lesão de células gigantes dos maxilares como um tumor de células gigantes, especialmente porque Jaffe afirmou ter visto apenas um verdadeiro tumor de células gigantes dos maxilares. A tese original de Jaffe baseava-se nas diferenças clínicas, histológicas e comportamentais que observou entre as lesões de células gigantes dos maxilares (granuloma reparador de células gigantes) e as de outros ossos (tumor de células gigantes).

A descrição de Jaffe (1953) identificou a lesão de células gigantes dos maxilares como uma reação reparadora relativamente inócua, perfeitamente separada do verdadeiro tumor de células gigantes.

A sua opinião foi apoiada por alguns autores (Austin, Dahlin e Roger, 1959);
Bhaskar, Bernier e Godby, 1959; Dahlin, Cupps e Johnson, 1970) e seriamente questionada por outros (Morton, 1956; Shklar e Meyer, 1961; Waldron e Shafer, 1966). Mesmo os autores que aceitam o conceito de Jaffe têm dificuldade em conciliar a óbvia aparência neoplásica de algumas lesões de células gigantes dos maxilares (Bhaskar, Bernier

e Godby, 1959). Quer se trate de um tumor ou não, o facto é que algumas lesões de células gigantes dos maxilares não actuam da forma inócua que seria de esperar de um granuloma reparador. Para além disso, a maioria dos autores aceita a ocorrência ocasional de lesões de células gigantes nos maxilares que são histológica e comportamentalmente idênticas aos tumores de células gigantes dos ossos longos.

A experiência atual indica que as lesões de células gigantes dos maxilares apresentam uma gama de atividade que vai desde a do granuloma reparador de células gigantes clássico benigno até à de uma neoplasia agressiva. A distinção entre eles permanece sem resposta. É provável que a maioria das lesões de células gigantes dos maxilares tenha um curso benigno; infelizmente, a lesão agressiva pode ser reconhecida apenas após o facto.

A insatisfação geral com o termo *granuloma reparador de células gigantes* foi expressa por vários autores. Waldron e Shafer (1966) referem que a lesão não é um processo reparador e comentam que "não parece lógico que uma lesão destrutiva, localmente invasiva e potencialmente em contínuo crescimento possa representar uma reação 'reparadora'". A questão de saber se um granuloma reparador de células gigantes é o mesmo que um tumor de células gigantes não está resolvida. No entanto, a noção de que a lesão é inócua porque o nome *granuloma de células gigantes* lhe está anexado deve ser dissipada (Shklar e Meyer, 1961).

Para efeitos de classificação e discussão, as lesões idiopáticas de células gigantes dos maxilares podem ser descritas como *lesão central de células gigantes*, *lesão agressiva de células gigantes* e *tumor de células gigantes*. No entanto, tal como referido por Waldron e Shafer (1966), representam provavelmente uma única entidade com expressão variável.

Várias outras lesões de células gigantes, com doença antecedente conhecida, como a lesão de células gigantes do hiperparatiroidismo (*tumor castanho*, ou granuloma reparador de células gigantes do hiperparatiroidismo), e o tumor de células gigantes da doença de Paget e o querubismo são também condições de contenção. A sua distinção é uma questão de importância prática. Existem várias outras lesões dos maxilares que contêm células gigantes e que também devem ser distinguidas histologicamente do grupo em discussão. Lesões como o fibroma (fibroma não ossificante), o quisto ósseo aneurismático, a displasia fibrosa e o osteossarcoma podem conter um número significativo de células gigantes. O estudo histológico, para além da correlação clínica e laboratorial, deve permitir a diferenciação entre eles. Em vários casos, o tratamento será muito diferente do da lesão de células gigantes.

Assim, o presente estudo tem como objetivo discutir o comportamento clínico, a diferenciação histológica, a sua natureza clínica agressiva, a correlação laboratorial e as várias modalidades de tratamento destas condições para um tratamento bem sucedido.

Em suma, a natureza vívida, tanto clínica como histológica, destas várias lesões e tumores de células gigantes representa um desafio não só para o médico dentista no diagnóstico, mas também para o cirurgião maxilofacial no tratamento.

CLASSIFICAÇÃO

A) LESÕES DE CÉLULAS GIGANTES VERDADEIRAS (Predominam as células gigantes)

1. Granuloma central de células gigantes
2. Tumor central de células gigantes
3. Granuloma periférico de células gigantes ou epúlide de células gigantes
4. Lesões de células gigantes do hiperparatiroidismo
5. Tumor de células gigantes da doença de Paget

B) Lesões com células gigantes (é frequente ver células gigantes)

I. ODONTOGÉNICO

1. Cementoblastoma
2. Fibroma não ossificante
3. Osteossarcoma
4. Osteoblastoma

II. FIBRO-OSSEOUS

1. Displasia fibrosa
2. Querubismo
3. Cisto ósseo aneurismático
4. Fibroma ossificante
5. Doença de Paget

III. OUTROS

1. Condroblastoma

C) Lesões em que as células gigantes fazem parte da histologia (célula gigante especial)

1. Granuloma de células gigantes de corpo estranho
2. Tuberculose (células gigantes de Langerhan)
3. Sarcoidose
4. Lesões infecciosas fúngicas crónicas
5. Tumor de Hodgkin
6. Xantofibroma

TIPOS DE CÉLULAS GIGANTES :-

Células gigantes histiocíticas :

As células gigantes histiocíticas tendem a formar-se quando se acumulam partículas indigestas para os macrófagos, por exemplo, materiais inertes como a sílica ou bactérias como os bacilos da tuberculose, cujas paredes celulares contêm ácidos micólicos e ceras que resistem à digestão enzimática. As células gigantes histiocíticas formam-se sobretudo quando as partículas estranhas são demasiado grandes para serem ingeridas por apenas um macrófago. Pensa-se que as células gigantes multinucleadas, que podem conter mais de 100 núcleos, se desenvolvem "por acidente" quando dois ou mais macrófagos tentam engolir simultaneamente a mesma partícula; as suas membranas celulares fundem-se e as células unem-se. As células gigantes multinucleadas resultantes têm pouca atividade fagocitária e nenhuma função conhecida. São-lhes atribuídos nomes específicos de acordo com o seu aspeto microscópico:

a) Células gigantes de Langhans :

As células gigantes de Langhans têm uma disposição em ferradura dos núcleos periféricos num dos pólos da célula e são carateristicamente observadas na tuberculose e na sarcoidose, embora possam ser observadas noutras condições granulomatosas.

b) Células gigantes de corpo estranho :

As chamadas "células gigantes de corpo estranho" são células grandes com núcleos dispersos aleatoriamente no seu citoplasma. São carateristicamente observadas em relação a material particulado de corpo estranho.

c) Células gigantes de Touton :

As células gigantes de Touton têm um anel central de núcleos, enquanto o citoplasma é claro devido à acumulação de lípidos. São observadas em locais de degradação do tecido adiposo e em xantomas (agregados tumorais de macrófagos carregados de lípidos).

Embora as células gigantes sejam frequentemente observadas nos granulomas, não constituem uma caraterística definidora. As células gigantes solitárias na ausência de histiócitos epitelioides não constituem um granuloma.

GRANULOMA REPARADOR CENTRAL DE CÉLULAS GIGANTES

Entre as lesões que contêm células gigantes e que no passado foram confundidas com o verdadeiro tumor de células gigantes do osso, há uma em particular que ocorre nos maxilares e que foi caracterizada por Jaffe (1953) como granuloma reparador de células gigantes dos ossos maxilares.

ACHADOS CLÍNICOS

Existe um consenso geral de que as lesões de células gigantes (granuloma) ocorrem mais frequentemente no sexo feminino do que no masculino e num grupo etário jovem. Bhaskar, Bernier e Godby (1959) registaram um rácio de 2:1 entre mulheres e homens, com 74% dos seus doentes com menos de 25 anos (variando entre 1 e 60 anos). Waldron e Shafer (1966) encontraram uma preponderância feminina semelhante e uma distribuição etária de 7 a 67 anos. No entanto, Austin, Dahlin e Royer (1959) registaram uma distribuição quase uniforme entre os sexos, com uma idade média de 26 anos (mais de um terço dos seus doentes tinha menos de 20 anos).

Na série de Waldron e Shafer (1966), dois terços das lesões estavam localizadas na mandíbula (66% mandibular versus 34% maxilar, principalmente na região anterior). Apenas quatro das lesões mandibulares (16%) e duas das lesões maxilares (15%) se estendiam para além do primeiro molar. Austin, Dahlin, e Royer (1959) e Bhaskar, Bernier, e Godby (1959) não relataram um local anatómico de predileção.

Os sinais e sintomas mais frequentes, de acordo com Austin, Dahlin e Royer (1959), são inchaço e dor local. Bhaskar, Bernier e Godby (1959) descobriram que muitas lesões eram assintomáticas e foram descobertas durante o exame de rotina. A migração e o afrouxamento dos dentes ocorreram em lesões que causaram expansão. Foi relatado que a lesão de células gigantes pode aumentar durante a gravidez, o que sugere algum controlo hormonal sobre a lesão (Marble et al. ,1969; Mc Gowan, 1969).

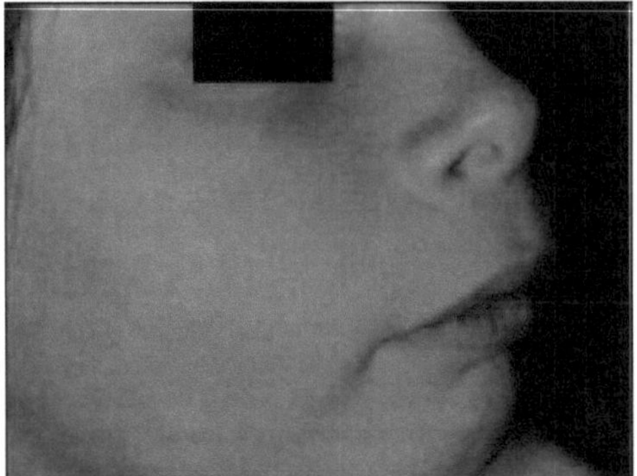

Fig. 1 Granuloma central de células gigantes. Paciente jovem com uma grande lesão no maxilar anterior que produz uma deformidade no terço médio da face.

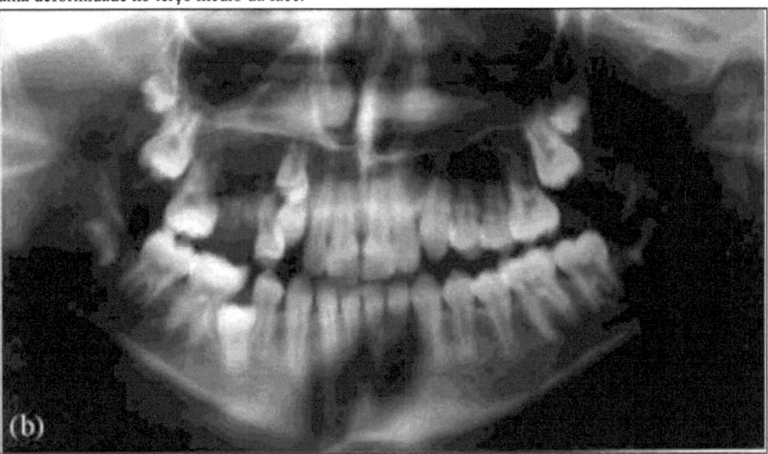

Fig. 2 Radiografia panorâmica pré-tratamento mostrando uma lesão radiolúcida mal definida (CGCG) do maxilar superior que se estende desde a zona dos caninos até à zona dos molares, associada a dentes não irrompidos e causando deslocação dos dentes adjacentes.

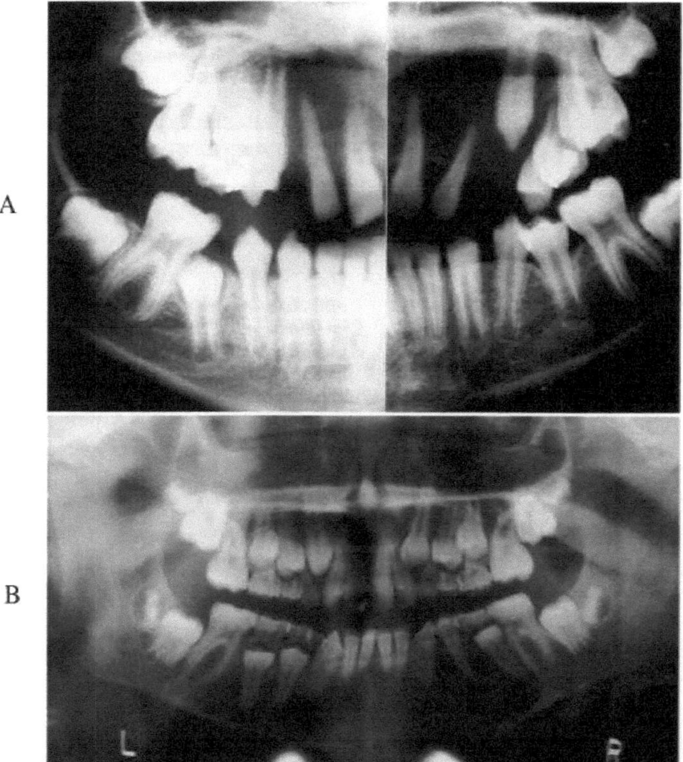

Fig. 3 Granuloma central de células gigantes. Radiografias panorâmicas do doente da fig. 1 revelando uma grande área de radiolucência mal definida na maxila anterior, deslocação dos dentes e reabsorção dos ápices radiculares **(A)** e uma localização mais comum na mandíbula anterior, na qual o doente apresenta uma lesão que se estende desde o canino esquerdo até ao primeiro molar direito **(B)**.

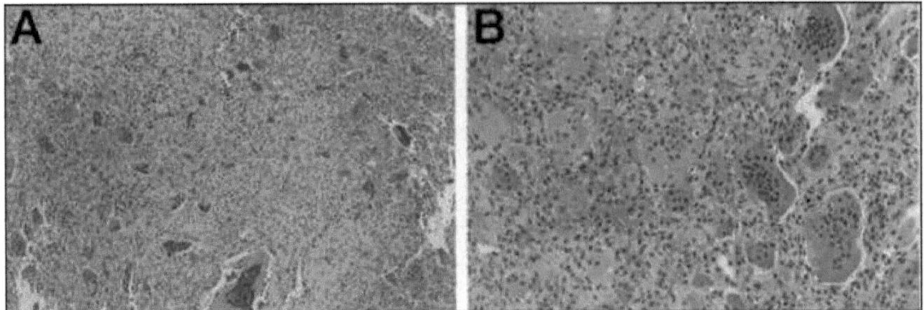

Fig. 4 Dois granulomas centrais de células gigantes. ***À esquerda***, o aspeto heterogéneo habitual das lesões em baixa potência. ***À direita***, as células gigantes podem ocasionalmente ser relativamente grandes, distribuídas uniformemente e conter muitos núcleos.

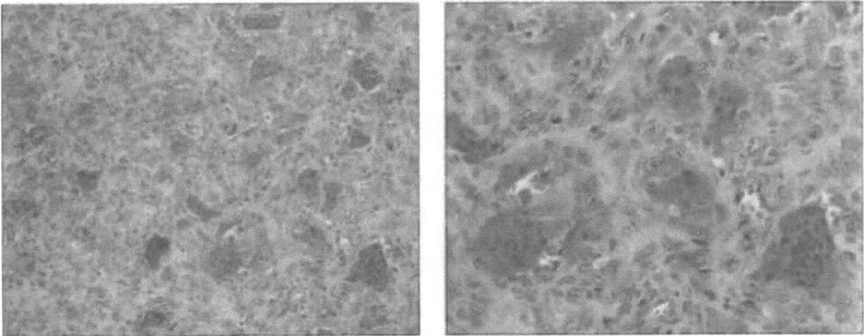

Fig. 5 Granuloma central de células gigantes **Fig. 6** Granuloma central de células gigantes (maior potência).

Radiograficamente, a lesão é principalmente radiolúcida. Quando a lesão é relativamente pequena, as margens são ocasionalmente bem demarcadas, mas mais frequentemente são indistintas. Nas lesões de grandes dimensões, ambas as placas corticais podem estar expandidas, por vezes de forma extensa. A periferia da lesão grande é quase sempre delimitada por uma fina camada de osso que, por vezes, é bosselada. A perfuração das placas corticais e do periósteo ocorre, mas não é a regra. De acordo com Waldron e Shafer (1966), uma das caraterísticas mais marcantes é o aspeto multilocular ou de bolha de sabão, e mesmo pequenas lesões podem ser septadas. Os [10] dentes em formação e erupcionados na área da lesão são frequentemente deslocados. Ocorre o desaparecimento da lâmina dura e, ocasionalmente, reabsorção radicular. A aparência radiográfica, embora sugestiva, não é patognomónica. Outras lesões, particularmente o ameloblastoma, podem mimetizar a lesão de células gigantes.

ACHADOS HISTOLÓGICOS

Jaffe (1953) descreveu a lesão como tendo um padrão histológico caraterístico:

"A lesão de células gigantes (granuloma) é composta por um estroma vascular bastante frouxo de pequenas células fusiformes, entre as quais se encontram extravasamentos hemorrágicos consideráveis. As células gigantes multinucleares são esparsas, pequenas e distribuídas de forma irregular e frequentemente agrupadas em áreas de hemorragia. Encontram-se edema, cissificação e trabéculas delicadas de osteoide ou osso."

Austin, Dahlin e Royer (1959) descreveram a célula estromal básica como alongada, com um núcleo oval ou fusiforme e uma membrana nuclear proeminente. O colagénio e o osteoide eram proeminentes nas suas lesões. Lucas (1972) também observou a relativa escassez e a distribuição irregular das células gigantes num tecido colagénico. Adkins, Martinez e Hartley (1969) e Adkins, Martinez e Robinson (1969) estudaram as caraterísticas morfológicas ultra-estruturais e de microscopia ótica das células gigantes, e Matsumura et al. (1971) estudaram o padrão histoquímico.

Waldron e Shafer (1966) efectuaram uma análise detalhada das caraterísticas histológicas das suas 38 lesões. Descobriram que a distribuição das células gigantes era variável, espalhada por toda a lesão em dois terços dos casos, mas ocasionalmente irregular. Também havia variações no número de células gigantes, no tamanho das células gigantes e no número de núcleos dentro das células gigantes. As células gigantes eram escassas em menos de um terço dos casos. A maioria das lesões continha um número moderado e um caso ocasional apresentava um grande número de células gigantes. Metade dos casos apresentava um estroma predominantemente mixomatoso e metade um estroma colagénico. As mitoses foram frequentemente encontradas e, ocasionalmente, estavam presentes em "números alarmantes". A hemossiderina e o sangue extravasado estavam sempre presentes. Foram encontradas trabéculas ósseas e osteoide em mais de três quartos dos casos. O osteoide e o osso formaram-se num padrão ordenado e aparentemente faziam parte da lesão.

Pode verificar-se no estudo de Waldron e Shafer (1966) que as variações do padrão histológico são amplas, em vez de se encontrar um único padrão caraterístico. Também deve ser notado que o diagnóstico histológico de uma lesão de células gigantes está sujeito à experiência do patologista individual, que pode apreciar a relativa benignidade de uma lesão de células gigantes mais facilmente em retrospetiva ou ao ver uma série de lesões do que quando confrontado com o diagnóstico específico.

TRATAMENTO

As lesões pequenas podem ser completamente curetadas. As lesões grandes devem ser biopsiadas primeiro para confirmação histológica do diagnóstico. Devem ser selecionados vários locais para obter uma amostra representativa da lesão. Tal como acontece com todas as lesões centrais dos maxilares, o patologista deve ser informado dos pormenores clínicos, radiográficos e cirúrgicos. Se o diagnóstico histológico de lesão de células gigantes (ou lesão de células gigantes compatível com granuloma de células gigantes; ou lesão de células gigantes do tipo granuloma) for efectuado pelo patologista, a lesão pode ser tratada por excisão cirúrgica conservadora. No entanto, o hiperparatiroidismo deve ser excluído através da determinação do cálcio, do fósforo e da fosfatase alcalina séricos. Isto também permite excluir o raro tumor de células gigantes da doença de Paget.

Cirurgicamente, a lesão é amplamente exposta através de um retalho adequado e da remoção do osso sobrejacente. As lesões compartimentadas ou septadas são tornadas uniloculares através da excisão dos septos ósseos intervenientes. A radiografia serve de guia para garantir que os compartimentos da lesão, isolados por osso, não são ignorados. É efectuada uma curetagem completa para remover o tecido lesional. Em algumas lesões, a hemorragia pode ser incómoda, mas pode ser controlada com pequenos pensos quentes e húmidos ou com gaze impregnada de iodo. A hemorragia pára normalmente após a remoção da lesão. Os dentes na área da lesão devem ser preservados, se possível. No entanto, se não houver suporte ósseo adequado para as raízes ou se forem criados recessos pelas raízes dos quais a lesão não possa ser removida, os dentes devem ser extraídos. Na mandíbula, deve ser feito um esforço para preservar o feixe neurovascular alveolar inferior através de uma remoção cuidadosa, se este estiver envolvido na lesão. Após uma curetagem completa das paredes ósseas, Thoma (1969) recomendou a cauterização química com fenol ou solução de Carnoy para fixação e destruição dos tecidos residuais da lesão. Outros defendem a eletrocoagulação do leito da lesão. Os procedimentos podem ser úteis.

Após a cirurgia, a ferida é irrigada e o retalho é reposicionado e suturado da forma habitual. Se possível, deve ser aplicado um penso de pressão para evitar a formação de hematomas. Quando o defeito é muito grande, a cavidade pode ser preenchida com gaze iodofórmica e deixada a cicatrizar por intenção secundária em vez de por encerramento primário (Abaza, El-Khashab e Fahim, 1965; Armbrecht e Waterman, 1953; Pederson, 1973; Pleasants e MacComb, 1956; Umiker e Gerry, 1954). A radioterapia não é indicada como modalidade de tratamento para esta doença benigna devido à possibilidade de induzir necrose óssea e alterações neoplásicas (Berger, 1947; McGowan, 1969).

O doente deve ser monitorizado clínica e radiograficamente durante um longo período de tempo até ser evidente uma cura completa. A curetagem minuciosa resulta normalmente na cura da lesão de células gigantes. No entanto, num número desconhecido de casos, ocorre uma recorrência. Trata-se provavelmente de um recrescimento de lesões residuais, embora não se possa excluir a possibilidade de formação de uma nova lesão na mesma zona. As lesões recorrentes devem ser reavaliadas através de um estudo histológico. O hiperparatiroidismo deve ser novamente excluído. Se não houver evidência de aumento da agressividade, quer clínica quer histológica, a lesão pode ser tratada como anteriormente. Os dentes retidos na área da lesão devem ser removidos nesta altura para garantir uma exposição adequada da lesão. Na série de Waldron e Shafer (1966), seis casos eram recorrentes, todos os quais aparentemente responderam a uma segunda curetagem.

LESÃO AGRESSIVA DE CÉLULAS GIGANTES

A lesão agressiva de células gigantes é um termo que pode ser aplicado aos tumores que parecem ter um crescimento clínico rápido ou que recorrem uma segunda ou mesmo terceira vez após a excisão inicial. Nestes casos, o aspeto histológico pode ainda estar dentro do intervalo de variação aceitável para a lesão de células gigantes. Uma curetagem mais extensa ou, sempre que possível, uma ressecção em bloco da lesão para além dos limites radiográficos será normalmente curativa. No entanto, nos casos em que a localização anatómica e a extensão da lesão impedem a preservação da continuidade óssea, deve ser efectuada uma ressecção segmentar. Apesar da semântica, o tratamento da lesão agressiva de células gigantes deve estar em conformidade com o seu comportamento clínico e requisitos cirúrgicos. Estas avaliações só podem ser efectuadas numa base individual (Richter, Grammer e Boies, 1973; Walker, 1970; Williams, R.A., et al., 1981).

EPÚLIDE DE CÉLULAS GIGANTES

O epúlis de células gigantes é uma lesão não rara dos tecidos orais. É também conhecido como osteoclastoma, tumor periférico de células gigantes ou granuloma reparador periférico de células gigantes, e era anteriormente conhecido como epúlide mieloide ou sarcoma mieloide, mas estes termos foram agora descartados.

CARACTERÍSTICAS CLÍNICAS

A idade média dos doentes com epúlide de células gigantes situa-se entre os 30 e os 40 anos. A distribuição etária é bastante ampla, uma vez que a lesão ocorre não raramente em crianças e adolescentes. As mulheres são mais frequentemente afectadas do que os homens, de acordo com a análise de Baxter (1930), Bernick (1948), Cooke (1952) e Brown, Darlington e Kupfer (1956). Cooke verificou que a incidência por sexo era mais ou menos igual entre os 6 e os 15 anos de idade, mas nos grupos etários mais velhos havia uma predominância acentuada de mulheres no período fértil. A relação entre os sexos, considerando todos os casos, mostrou que as mulheres eram afectadas duas a três vezes mais frequentemente do que os homens. Numa análise de 720 casos da literatura, Giansanti e Waldron (1969) verificaram que a lesão pode ocorrer em qualquer parte da mucosa gengival ou alveolar, embora ocorram mais lesões anteriormente do que posteriormente. O maxilar inferior é mais frequentemente afetado do que o superior. As lesões iniciais podem aparecer como uma descoloração e um ligeiro inchaço da face vestibular da gengiva, enquanto que mais tarde a lesão aumenta de tamanho e torna-se arredondada e muitas vezes pedunculada. Por vezes, cresce em forma de ampulheta, com a cintura da lesão entre dois dentes e as extremidades globulares apresentando-se para vestibular e para lingual.

HISTOPATOLOGIA

Na maioria dos casos é possível remover completamente a lesão preservando os dentes, mas por vezes, e particularmente em casos recorrentes, é necessário extrair os dentes adjacentes. Nestes casos, a amostra é constituída por um

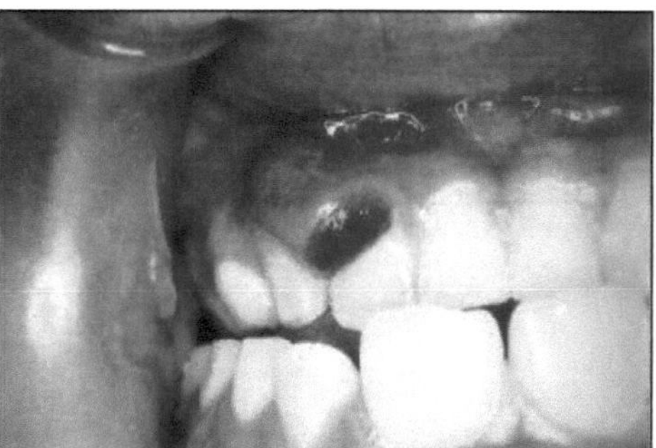

Fig. 7 Granuloma periférico de células gigantes. Lesão da gengiva mandibular exibindo uma área focal de ulceração na sua superfície superior.

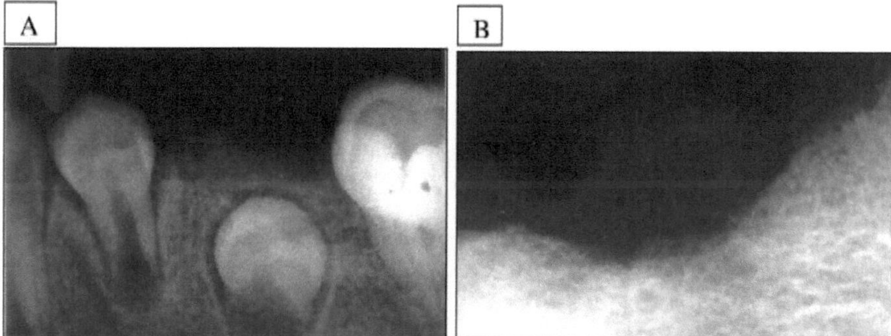

Fig. 8 Granuloma periférico de células gigantes. A, Radiografia periapical de área de dentição mista ilustrando a natureza extra-óssea da lesão, a ausência de envolvimento do osso subjacente, dentes em erupção e a presença de pequenas espículas ósseas que se estendem para a base da lesão. **B,** Radiografia do osso por baixo de uma lesão numa área edêntula de um paciente que usa uma prótese, exibindo a área côncava de reabsorção óssea ("saucerização").

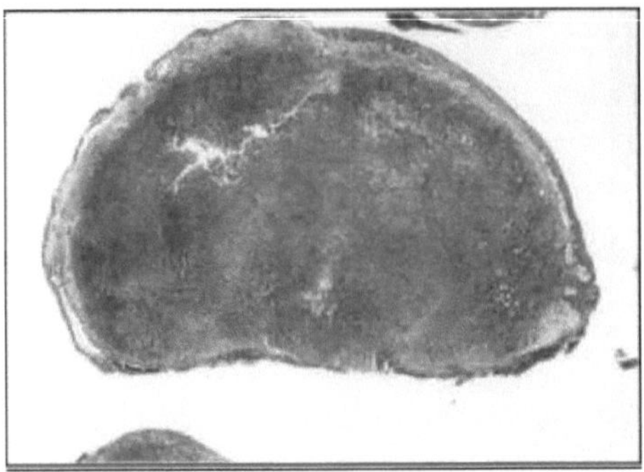

Fig. 9 Granuloma periférico de células gigantes. Fotomicrografia de baixa potência de tecido corado com tricomas, demonstrando a ausência de colagénio maduro (azul-verde) e a abundância de células (vermelho).

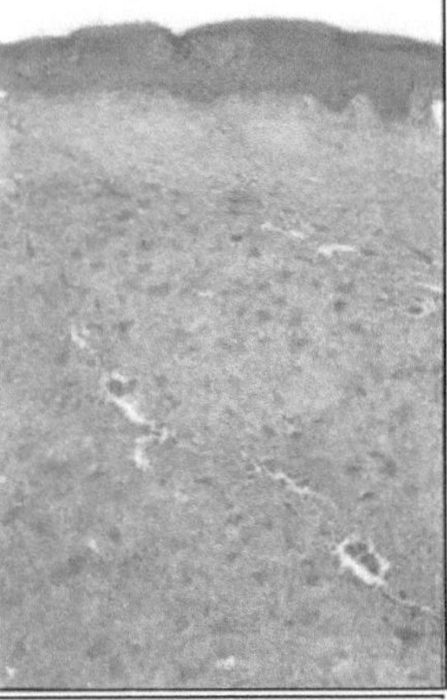

Fig. 10 Epúlide de células gigantes.

dente ou dentes com o crescimento in situ, e é provável que a lesão se tenha originado na membrana periodontal ou no muco-periósteo. A lesão é carateristicamente de aparência vermelha profunda ou marrom e é de consistência macia. Ocasionalmente, as lesões contêm uma boa proporção de tecido fibroso e tendem a ser mais pálidas e firmes. A ulceração da superfície não é invulgar. A superfície de corte é castanho-avermelhada e de aspeto homogéneo, ou pode apresentar uma zona acastanhada periférica quebrada por estrias radiantes mais pálidas.

Microscopicamente, a lesão é constituída por um grande número de células gigantes num estroma de fibras de colagénio e células fusiformes. Nesta medida, o quadro assemelha-se ao verdadeiro tumor de células gigantes dos ossos longos, mas as células gigantes são frequentemente ainda mais numerosas do que no tumor e podem ser bastante maiores. A disposição dos núcleos, que preenchem a célula com exceção de uma zona estreita de citoplasma à volta da periferia, é semelhante, mas o citoplasma tende a corar-se de forma menos densa e o contorno da célula é por vezes menos nítido. Embora Pepler (1958) tenha demonstrado que estas células contêm uma esterase não específica que não está presente na lesão óssea, Wertheimer (1967) demonstrou esta atividade enzimática tanto na lesão intra-óssea como nos tecidos moles. Na maioria dos casos, as células gigantes parecem ser quase sinciciais, com um mínimo de matriz.

A matriz é constituída por células fusiformes com núcleos ovais semelhantes aos das células gigantes e uma quantidade variável de fibras de colagénio. A lesão é geralmente muito vascularizada, estando presentes numerosos vasos capilares. São frequentemente observadas pequenas áreas de hemorragia e a hemossiderina está frequentemente presente, por vezes no interior das células gigantes, mas mais frequentemente no tecido conjuntivo nas margens da lesão. Nalgumas zonas, a matriz é mais acentuadamente colagénica e aí as células gigantes estão mais separadas e os vasos são menos numerosos. Nas zonas colagénicas formam-se frequentemente tecido osteoide e osso. O infiltrado inflamatório está frequentemente presente, devido à ulceração da superfície.

Toda a lesão está situada no tecido conjuntivo subepitelial da gengiva, separada do epitélio sobrejacente por uma zona estreita de tecido fibroso. Não existe cápsula.

HISTOGENESIS

O comportamento geral e o aspeto da epúlide de células gigantes explicam a opinião anteriormente generalizada de que a lesão é uma neoplasia. Embora muitos acreditem atualmente que se trata de uma lesão granulomatosa e reparadora, a sua verdadeira natureza é ainda desconhecida.

A ocorrência bastante frequente da lesão em jovens e sua localização usual nas áreas onde se situam os dentes decíduos, ou seja, anteriormente à região dos molares, sugeriram que ela representa uma anormalidade do processo envolvido na reabsorção desses dentes. Geschickter e Copeland (1949) consideraram que se trata de uma hiperplasia dos osteoclastos que normalmente actuam na queda dos dentes decíduos. No entanto, é evidente que a lesão também ocorre na região dos molares, pelo que esta teoria é provavelmente incorrecta.

Jaffe, Lichtenstein e Portis (1940) e Willis (1967) consideram que a lesão representa uma variedade de tecido de granulação e Cooke (1952) também a considera desta natureza. Cooke considera que o tecido de granulação osteogénico excessivo e aberrante surge a partir do mucoperiósteo alveolar, sendo a causa do crescimento excessivo possivelmente um traumatismo provocado pela extração de um dente, a queda de um dente decíduo ou a irritação provocada por cálculos ou por uma prótese mal ajustada. Quando o estímulo excitante diminui, ou é removido, ocorre a cicatrização por fibrose. Bernier e Cahan (1954) concordam que o trauma parece ser a causa excitante da condição, e a revisão de Bhaskar e colegas (1971) de 50 casos também implicou o trauma como uma caraterística não rara. Weinmann e Sicher (1955) também consideraram a lesão como uma condição granulomatosa, mas postularam um estado de hiperparatiroidismo latente que resultava em lesões menores que levavam à produção deste tipo especial de tecido de granulação devido ao aumento da atividade das paratiróides. Este ponto de vista não foi geralmente aceite.

COMPORTAMENTO

A lesão é benigna e, embora não capsulada, não se infiltra nos tecidos circundantes, tendendo a crescer para fora. Não recidiva se for completamente removida, mas a remoção incompleta não é incomum no caso de lesões que se originaram muito profundamente, principalmente porque o cirurgião esperava evitar a remoção de dentes.

TUMOR DE CÉLULAS GIGANTES

O trabalho de Jaffe e dos seus colegas, em particular, e de outros, contribuiu muito para aumentar a nossa compreensão das lesões de células gigantes dos ossos (Jaffe, 1953; Jaffe, Lichtenstein e Portis, 1940; Coley, 1960; Lichtenstein, 1950, 1951, 1953). Estes trabalhadores definiram a verdadeira neoplasia de células gigantes e demonstraram que, no passado, muitas outras lesões, tanto neoplásicas como não neoplásicas, foram frequentemente diagnosticadas como tumores de células gigantes do osso simplesmente devido à presença de células gigantes. Estas lesões incluem fibromas, quistos ósseos, displasia fibrosa, lesões ósseas do hiperparatiroidismo e outras condições. O reconhecimento definitivo destas condições tem sido de grande importância, devido às diferenças marcantes no seu comportamento e prognóstico. Na sequência deste trabalho, o diagnóstico de tumor de células gigantes do osso tem sido feito com muito menos frequência nos últimos anos do que anteriormente, devido a uma apreciação mais clara por parte dos patologistas da natureza heterogénea do grupo de lesões que apenas têm em comum a presença de células gigantes. Isto é particularmente verdade no caso dos maxilares, pois nestes ossos parece agora que os verdadeiros tumores de células gigantes são muito raros, ao passo que antigamente eram diagnosticados com alguma frequência.

Os locais mais comuns para o tumor de células gigantes são a extremidade inferior do fémur, a extremidade superior da tíbia e a extremidade inferior do rádio. Ocasionalmente, podem ser afectados outros ossos longos. A incidência do tumor nos maxilares é difícil de determinar, devido à confusão diagnóstica que prevaleceu no passado. A revisão de Bernick (1948) de 816 casos de tumores de células gigantes registados na literatura desde 1900 mostrou que 11,3% desses tumores ocorriam nos maxilares, mas é certo que muitas das lesões registadas antes de 1948 como verdadeiros tumores de células gigantes dos maxilares não seriam agora diagnosticadas dessa forma. De facto, nos últimos anos, muito poucas lesões de células gigantes dos maxilares foram relatadas como verdadeiros tumores, pois a maioria dos autores concordou com Jaffe quanto à raridade desta lesão. Waldron (1953), por exemplo, fez uma revisão do seu próprio material, incluindo

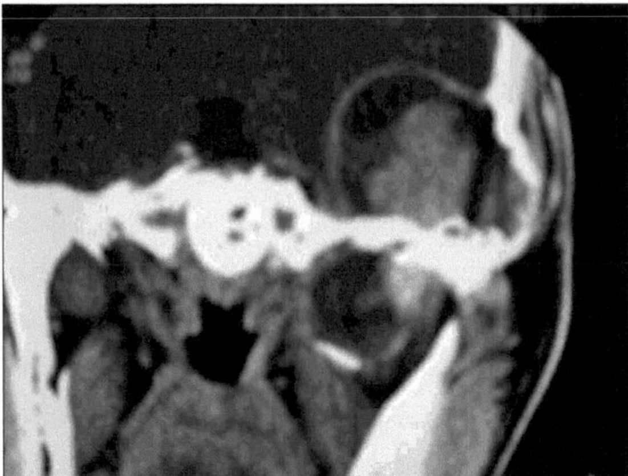

Fig. 11 A tomografia computorizada coronal do crânio mostra um tumor de células gigantes com origem no osso temporal. O grande componente extra-ósseo que se estende para a fossa craniana média é bem visualizado nas imagens obtidas utilizando uma janela de tecidos moles.

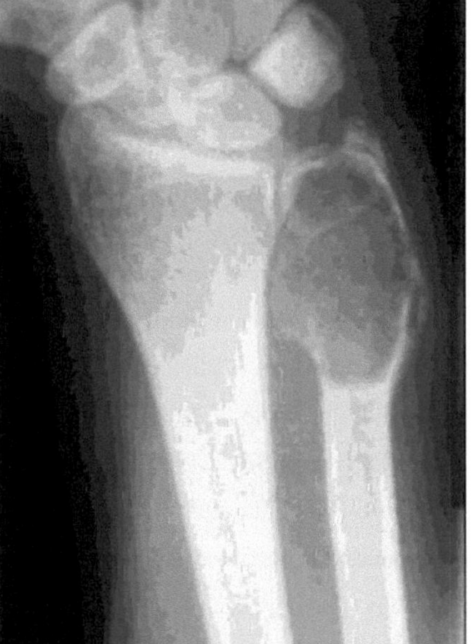

Fig. 12 A radiografia antero-posterior do pulso esquerdo mostra uma lesão lítica expandida na posição subarticular do cúbito distal, o que é típico de um tumor de células gigantes.

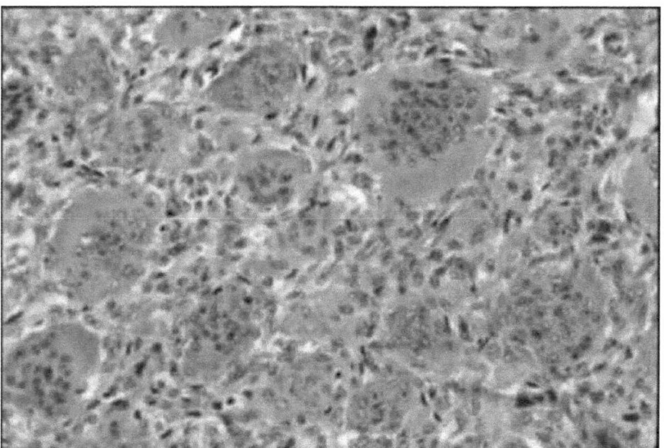

Fig. 13 Aspeto histológico típico do tumor de células gigantes do osso. Note-se a distribuição uniforme de células gigantes semelhantes a osteoclastos num fundo de células mononucleares (coradas com hematoxilina e eosina, ampliação original X80).

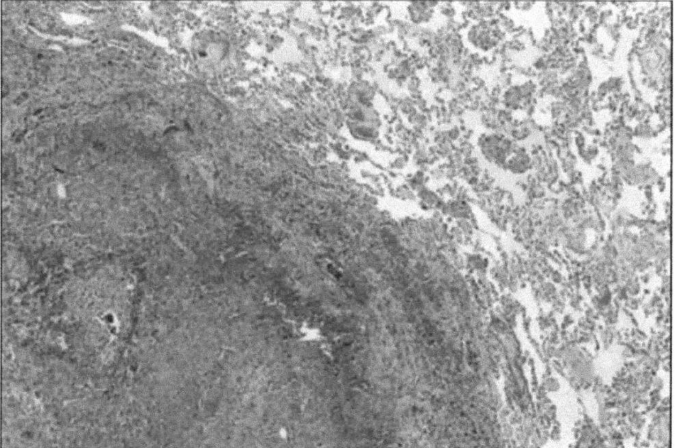

Fig. 14 Metástase de tumor de células gigantes para o pulmão (corado com hematoxilina e eosina, ampliação original X20).

(1959), numa série de 968 tumores benignos dos maxilares, encontraram 34 granulomas intra-ósseos e 30 granulomas reparadores de células gigantes dos tecidos moles, mas apenas dois verdadeiros tumores de células gigantes. Austin, Dahlin e Royer (1959), numa série de 968 tumores benignos dos maxilares, encontraram 34 granulomas reparadores de células gigantes intra-ósseos e 30 de tecidos moles, mas apenas dois verdadeiros tumores de células gigantes. O próprio Jaffe considera que apenas uma das lesões de células gigantes da mandíbula que observou era um verdadeiro tumor.

A linha de demarcação entre uma lesão de células gigantes muito agressiva e um tumor de células gigantes não pode ser facilmente traçada. O comentário de Giunta (1973) sobre o relatório de Curtis, Hatfield e Pierce (1973) de uma lesão destrutiva de células gigantes é sucinto: "Se a lesão for recorrente e cada vez mais destrutiva, então a lesão representa provavelmente um verdadeiro tumor de células gigantes do maxilar, semelhante aos dos ossos longos. Estas lesões são agressivas e exigem um tratamento agressivo".

A literatura revela uma dicotomia de opiniões relativamente à ocorrência de tumores de células gigantes nos maxilares. Morton (1956), no seu estudo sobre o tumor de células gigantes do osso, afirmou que o tumor era demasiado limitado e que se encontrava em muitos mais ossos do que é comummente aceite, incluindo a mandíbula e a maxila. Hutter et al. (1962), no seu estudo sobre o tumor de células gigantes do osso, excluíram dois casos de lesões da mandíbula que tinham um aspeto histológico consistente com o tumor de células gigantes, e Dahlin, Cupps e Johnson (1970) excluíram arbitrariamente várias lesões da mandíbula do seu estudo, embora se assemelhassem a verdadeiros tumores de células gigantes. No estudo de Austin, Dahlin e Royer (1959) sobre lesões de células gigantes dos maxilares, foram encontrados dois casos com critérios aceitáveis para um tumor de células gigantes. Um caso, tratado por curetagem, resultou numa cura (8 2/3 anos de seguimento); a outra lesão recidivou dez meses após a curetagem inicial, eletrocoagulação e implantação de radão e novamente dezassete meses após o retratamento da primeira recidiva. O tratamento da segunda recidiva produziu uma remissão de 8 anos. Em nenhum dos seis casos de recidiva na série de Waldron e Shafer (1966) foi exibido um comportamento clínico agressivo, embora histologicamente as lesões se assemelhassem a tumores de células gigantes. Shklar e Meyer (1961) monitorizaram 5 de 10 casos que, na sua opinião, satisfaziam os critérios histológicos e clínicos de um tumor de células gigantes. Em nenhum deles foi observada recorrência. No entanto, é significativo que a maioria destes casos tenha sido tratada por excisão para além da extensão clínica da lesão.

Hutter et al. (1962) não encontraram um padrão consistentemente previsível de tumores de células gigantes do osso que pudesse ser curado sem recorrência ou qualquer padrão particularmente associado à recorrência. Dahlin, Cupps e Johnson (1970) não foram capazes de prever as lesões que seguiriam um curso maligno com base na aparência histológica. A resposta automática de Springer e Thanik (1969), de que uma lesão de células gigantes dos maxilares, se curada após a primeira intervenção cirúrgica, deve ser uma lesão de células gigantes e não um tumor de células gigantes, não se justifica.

Nos últimos anos, vários relatórios sublinharam a natureza recorrente de algumas lesões de células gigantes dos maxilares. Os relatos enfatizaram a extensão e a progressão da lesão para além do local original, em oposição à simples recorrência sem extensão. Curiosamente, estes relatos são de lesões que envolvem o corpo posterior, o ângulo e a área do ramo da mandíbula. Estes autores (Curtis, Hatfield e Pierce, 1973; Dehner, 1973; Kennett e Cohen, 1971; Small e Rowe, 1975) sublinharam a dificuldade de lidar com o estado atual das lesões de células gigantes dos maxilares. A opinião de Waldron e Shafer (1966), de que a diferença entre um tumor de células gigantes dos maxilares e o de outros ossos em relação à idade e ao comportamento clínico está mais provavelmente relacionada com um diagnóstico mais precoce e um acesso cirúrgico mais fácil (aos maxilares) do que com qualquer diferença essencial no comportamento biológico, ajuda a resolver algumas das dificuldades.

Aproximadamente 9% dos tumores de células gigantes dos ossos (exceto dos maxilares) são malignos, de acordo com Dahlin (1967), e cerca de 15% das lesões malignas metastizam (Jaffe, 1958). Não foi encontrada uma correlação sólida entre o padrão histológico das lesões malignas que metastizaram e as que não metastizaram (Dahlin, Cupps e Johnson, 1970). Tem-se especulado que a forma maligna do tumor de células gigantes - com ou sem metástases - representa efetivamente uma forma de osteossarcoma (Troup, Dahlin e Coventry, 1960). A este respeito, o relatório de um tumor maligno de células gigantes da mandíbula publicado por Hayward (1959) é instrutivo. Um ano após o primeiro tratamento, recorrências repetidas com invasão local grosseira em tecidos moles e eventuais metástases para os pulmões resultaram na morte de um rapaz de 14 anos. Os diagnósticos histológicos de várias biopsias e excisões estavam em óbvia discordância com o comportamento clínico do tumor. Waldron e Shafer (1966) estudaram secções microscópicas deste caso e concluíram que a lesão era um osteossarcoma. Deve ser reiterado que áreas de formação de células gigantes multinucleadas podem ser encontradas em diversos tumores e que este achado não confere necessariamente a uma lesão o diagnóstico de tumor de células gigantes.

Embora raros, existem vários relatos de tumores malignos de células gigantes dos maxilares. Mintz et al. (1981) efectuaram uma revisão crítica destes relatórios (incluindo o de Hayward, 1959) e apresentaram outro caso bem documentado de um tumor maligno primário de células gigantes da mandíbula.

O tratamento do tumor de células gigantes dos maxilares deve basear-se na avaliação crítica e na correlação dos achados clínicos, radiográficos, cirúrgicos e histológicos e exige uma abordagem terapêutica agressiva.

TUMOR DE CÉLULAS GIGANTES DA DOENÇA DE PAGET

Os tumores de células gigantes em ossos afectados pela doença de Paget são uma ocorrência pouco frequente. Jaffe (1958) escreveu que um osso afetado pela doença de Paget pode apresentar lesões únicas ou múltiplas com o padrão tecidular convencional de um tumor de células gigantes. Considerou estas lesões "desprovidas de caraterísticas histológicas ameaçadoras". Jaffe, na sua experiência, encontrou os tumores apenas no crânio (nenhum nos ossos faciais). Estas lesões foram tratadas por irradiação, com um bom resultado clínico.

Shklar e Meyer (1958) relataram um tumor de células gigantes da mandíbula (maxilar anterior) num doente com doença de Paget. O seu caso foi tratado por excisão e a observação durante um período de 6 anos não revelou qualquer recorrência. As suas fotomicrografias publicadas são idênticas às de Jaffe (1958) e de outros autores que descreveram um tumor de células gigantes que complicava a doença de Paget. Brooke (1970) descreveu uma lesão da mandíbula que recidivou após excisão e mostrou crescimento extra-ósseo com extensão para os tecidos moles. A recorrência foi tratada com sucesso por irradiação. O autor recolheu da literatura 31 casos (incluindo um dos seus) de um tumor de células gigantes na doença de Paget e, desde então, Standish e Gorlin (1970) e Goldstein e Laskin (1974) acrescentaram um caso cada. A série de Brooke também incluía tumores de células gigantes que surgiam noutros ossos que não o crânio e os maxilares. Treze deles foram diagnosticados como tumores malignos de células gigantes. Com exceção de um, todos os doentes morreram em consequência da doença. Uma das lesões malignas relatadas por Brooke ocorreu na mandíbula e também resultou na morte do paciente. Miller et al. (1974) efectuaram uma revisão da literatura e acrescentaram dois casos próprios.

Dez casos de tumor de células gigantes na doença de Paget envolveram a mandíbula ou a maxila. Apenas um era maligno, e todos os outros aparentemente responderam à excisão. Assim, mais uma vez, é visível o comportamento relativamente benigno da maioria dos tumores de células gigantes dos maxilares.

LESÃO DE CÉLULAS GIGANTES (TUMOR CASTANHO) DO HIPERPARATIROIDISMO

As glândulas paratiróides segregam a paratormona, que exerce uma forte influência no metabolismo do cálcio e do fósforo. O hiperparatiroidismo pode ser causado por uma alteração hiperplásica, adenomatosa ou carcinomatosa funcional de uma ou mais glândulas paratiróides, levando à hipersecreção de paratormona. A doença também pode ser secundária a disfunção renal crónica (Fletcher, Scopp e Hersh, 1977; Fordham e Williams, 1963; Friedman, W., Pervez e Schwartz, 1974; Nathan, Traiger e Berman, 1966; Walsh e Karmiol, 1969). Em ambos os casos, o hiperparatiroidismo provoca sinais e sintomas referentes aos sistemas neuromuscular, vascular, gastrointestinal, renal e esquelético. Os sintomas vagos produzidos e o envolvimento de múltiplos sistemas podem atrasar o reconhecimento da doença subjacente durante muitos anos. No entanto, Borowy (1969) referiu que a incidência de internamentos hospitalares por esta doença em Toronto registou um aumento acentuado quando se compararam os períodos de 1939 a 1956 e de 1956 a 1967. Outros autores também comentaram o facto de o hiperparatiroidismo não ser uma doença rara. Este aparente aumento deve-se a uma melhor apreciação das alterações clínicas e à melhoria dos testes de diagnóstico da doença. Foi enfatizado por Whitlock (1964) que os achados clássicos dos maxilares no hiperparatiroidismo, como a reabsorção radicular, a perda da lâmina dura e a desmineralização, são raramente observados (Silverman et al., 1962).

A alteração esquelética nas fases iniciais do hiperparatiroidismo consiste numa desmineralização generalizada do osso, semelhante à osteomalácia ou à osteoporose. Após algum tempo, o aumento da atividade osteoblástica e osteoclástica pode levar a uma reabsorção generalizada e à rarefação do osso. A reabsorção é acompanhada pela substituição da medula óssea e do osso medular por tecido fibroso, com adelgaçamento e, por vezes, substituição semelhante do osso cortical. A destruição óssea extensa, a modesta produção de osso novo, a hemorragia e a fibrose podem levar à formação de quistos microscópicos ou macroscópicos. Estas alterações constituem o quadro clássico da doença óssea de von Recklinghausen e são uma manifestação tardia da doença (Anderson, 1961; Robbins, 1962; Whitlock, 1970).

ACHADOS CLÍNICOS

O hiperparatiroidismo pode ser encontrado em qualquer idade; no entanto, a doença é pouco frequente em crianças e surge normalmente no grupo etário dos 20 aos 50 anos. Não parece haver uma predileção por sexo. A incidência global de doentes com hiperparatiroidismo que apresentam tumores castanhos não pode ser estimada com exatidão. No entanto, pode obter-se uma ideia da sua ocorrência a partir de vários estudos. Silverman et al. (1962) encontraram três lesões de células gigantes na sua série de 42 pacientes dentados não selecionados com hiperparatiroidismo. No estudo de Strock (1941) de 45 casos selecionados, 22 tinham lesões de células gigantes, e Rosenberg e Guralnick (1962) relataram que 10 pacientes na sua série de 220 casos (4,5%) tinham lesões de células gigantes como sinal de apresentação. Numerosos outros relatórios na literatura comentaram o aparecimento de um tumor castanho como o sinal clínico inicial de hiperparatiroidismo (Black e Ackerman, 1950; Callahan, 1963; Cohen, 1959; Kennett e Pollick, 1971; Lautenbach e Dockhorn, 1968; Nathan, Traiger, Berman, 1966).

O tumor castanho pode produzir um inchaço relativamente suave e indolor da mandíbula ou do maxilar. Se o córtex estiver intacto, a mucosa sobrejacente terá um aspeto normal. Ocasionalmente, uma lesão perfura o córtex e expande-se submucosalmente, conferindo uma tonalidade avermelhada ou arroxeada à mucosa fina.

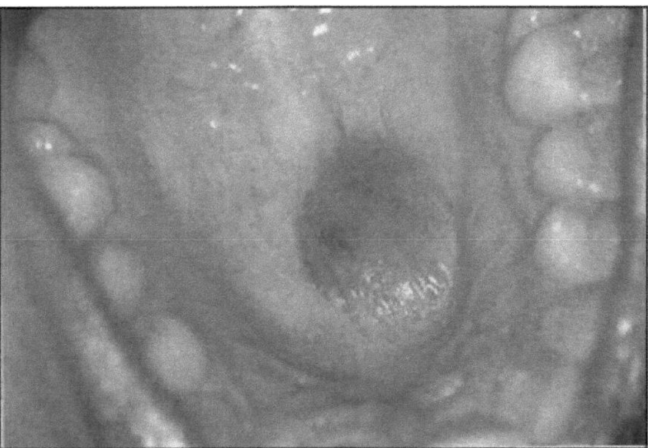

Fig. 15 Hiperparatiroidismo primário. Tumor de células gigantes "castanho" no palato.

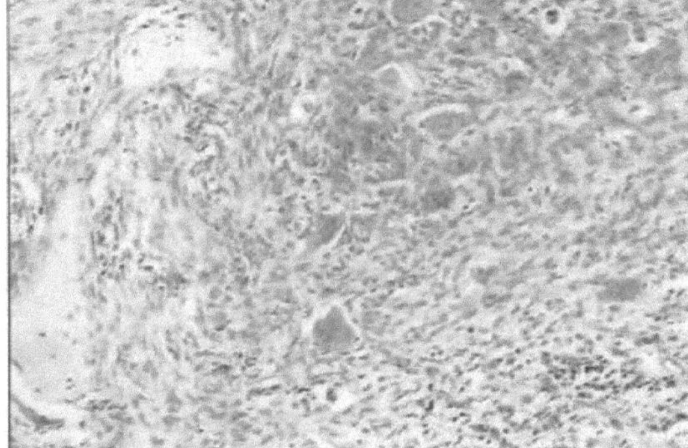

Fig. 16 Tumor castanho de hiperparatiroidismo.

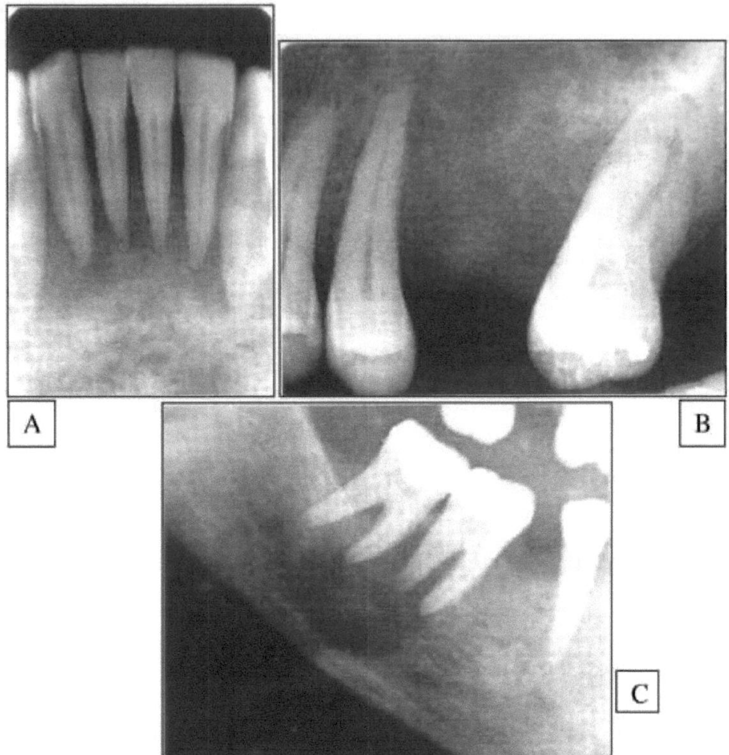

Fig. 17 Hiperparatiroidismo. A e **B** revelam um padrão ósseo granular que era caraterístico em todas as radiografias intra-orais. Nota-se a perda de uma lâmina dura distinta e do assoalho do antro maxilar. **C,** Esta vista panorâmica do mesmo caso revela um tumor castanho relacionado com a região apical do segundo e terceiro molares.

Os tumores castanhos superficiais que penetram na gengiva e crescem como lesões periféricas de células gigantes podem, assim, tornar-se a primeira manifestação clínica da doença.

As pequenas lesões focais da mandíbula aparecem radiolucentes com limites mais ou menos bem definidos. As lesões de grandes dimensões produzem uma distorção clínica grave e tendem a ser multiloculares ou lobuladas. A radiografia não tem nada de patognomónico. No entanto, se o osso circundante estiver desmineralizado (osteoporótico) ou tiver um aspeto de vidro fosco e a lâmina dura em áreas dentadas estiver parcial ou totalmente ausente, o hiperparatiroidismo deve ser fortemente considerado no diagnóstico diferencial. A reabsorção das raízes dentárias ocorre, mas é um achado pouco frequente (Bridge, 1968). Alterações semelhantes foram descritas na doença de Paget, displasia fibrosa e mieloma múltiplo.

ACHADOS HISTOLÓGICOS

O nome *TUMOR CASTANHO* deriva da cor conferida ao tecido pela hemossiderina. Estas lesões são compostas por tecido fibroso vascular no qual áreas de hemorragia e hemossiderina, e ocasionalmente ilhas de osteoide e formação óssea, são acompanhadas por acumulações generalizadas ou nodulares de células gigantes. Os vários padrões histológicos do tumor castanho são idênticos aos da lesão idiopática de células gigantes anteriormente descrita, exceto que a fibrose pode constituir um achado conspícuo em alguns casos.

TRATAMENTO

Tal como a lesão de células gigantes, os tumores castanhos pequenos podem ser excisados, enquanto as lesões grandes devem ser primeiro submetidas a biopsia para exame microscópico. Um relatório histológico de uma lesão de células gigantes deve levar a uma reavaliação da história do doente, uma vez que o aspeto histopatológico não é específico. Sintomas aparentemente não relacionados, como fraqueza muscular, dores de cabeça, gástricas e ósseas vagas e problemas renais ou do trato urinário, devem levantar a suspeita de hiperparatiroidismo (Rosenberg e Guralnick, 1962). São necessárias medições repetidas do cálcio e do fósforo séricos para determinar a presença ou ausência de valores anormais (Carlotti, Camitta e Connor, 1969; Silverman et al., 1962). Idealmente, os estudos séricos devem ser repetidos num período de 3 meses, uma vez que McGeown (1961) demonstrou que podem ser encontradas flutuações entre o normal e o anormal. Um estudo radiográfico negativo dos ossos não exclui completamente a possibilidade de hiperparatiroidismo, uma vez que nem sempre são encontradas alterações ósseas generalizadas. As falanges são um registo particularmente sensível da doença (Silverman et al. , 1962).

Se o hiperparatiroidismo for diagnosticado com base em todos os parâmetros (estudo histológico, química do soro, exame radiográfico, níveis de paratormonas e estudos da função renal), procede-se à exploração e excisão das glândulas paratiróides hiperplásicas ou adenomatosas. Pode ser necessário um controlo médico temporário ou a longo prazo dos níveis séricos de cálcio.

As grandes lesões dos maxilares não devem ser tratadas cirurgicamente porque a cicatrização (reparação) ocorrerá provavelmente se o hiperparatiroidismo for curado. Uma boa descrição do aspeto histológico da cicatrização de lesões ósseas no hiperparatiroidismo foi dada por Cohen (1959), que efectuou estudos post-mortem da mandíbula de uma mulher que morreu de uma causa não relacionada 16 semanas após uma paratiroidectomia. Outros autores também relataram uma cicatrização extensa ou completa após a paratiroidectomia (Albers, 1974); Lautenbach e Dockhorn, 1968; Rotblat e Laskin, 1969). Kennett e Pollick (1971) descreveram dois casos de cicatrização completa numa irmã e num irmão que pareciam apresentar hiperparatiroidismo familiar (havia também uma forte indicação de que o pai sofria da doença). Estes dois doentes ainda apresentavam lesões radiográficas e aumento do maxilar clinicamente evidente 4 e 18 meses após a paratiroidectomia. A excisão das lesões da mandíbula resultou numa rápida cicatrização óssea com remodelação da área. O estudo histológico das lesões mostrou tecido fibroso maduro. Podemos especular que não houve tempo suficiente desde a paratiroidectomia para observar a cicatrização, ou que a cicatrização nestes dois casos foi feita por tecido cicatricial. Um exemplo de cicatrização exuberante de um tumor castanho, apresentado por Bramley e Dwyer (1970), foi o caso de uma mulher grávida com hiperparatiroidismo que desenvolveu uma lesão deformante do queixo. Após a paratiroidectomia, foi produzido osso em excesso, seguindo o contorno da lesão de células gigantes, muito para além do contorno normal da mandíbula. A mandíbula foi recontornada cirurgicamente, a pedido da doente, com um bom resultado. Mais uma vez, pode especular-se se terá decorrido tempo suficiente, uma vez que, provavelmente, o tempo necessário para a remodelação fisiológica do osso está sujeito a uma grande variação individual e essa remodelação pode não ocorrer em todos os doentes. Como mencionado anteriormente, as evidências indicam que, em circunstâncias normais, a excisão de grandes tumores castanhos após a paratiroidectomia é desnecessária e que o recontorno cirúrgico de lesões deformantes será bem sucedido.

QUERUBISMO

O querubismo foi descrito pela primeira vez por Jones (1933, 1938) como uma doença cística multilocular familiar dos maxilares, com base nos seus estudos clínicos e radiográficos da doença em três crianças de uma única família. Estas crianças foram operadas em 1943 por um dos colaboradores de Jones e, após um período de observação, os seus achados foram publicados como "Cherubism - a Familial Fibrous Dysplasia of the Jaws" (Jones, Gerrie, Pritchard, 1952). O estudo desta única família estendeu-se por 18 anos. Jones relatou novamente as suas observações sobre o querubismo em 1965 e incluiu um relatório sobre duas crianças afectadas de um dos seus pacientes originais. Desde a descrição de Jones, foram publicados numerosos trabalhos utilizando uma variedade de designações, delineando ainda mais os aspectos hereditários, clínicos, radiográficos, histológicos e de tratamento desta condição. Apesar de nem todos os casos apresentarem as caraterísticas da descrição clássica, *o querubismo* foi aceite como nome para esta entidade patológica distinta. O termo clínico tem a vantagem de não implicar um processo patológico específico, como fazem outras designações sugeridas, uma vez que a causa continua a ser desconhecida. É interessante que Jones vê a condição como sendo relacionada à formação do dente, enquanto seus co-autores e outros viram a doença como uma forma de displasia fibrosa (Small e Young, 1958; Topazian e Costich, 1965). A maioria dos autores vê a condição como um distúrbio ósseo geneticamente relacionado de causa desconhecida (Witkop, 1967). Não parece haver uma predileção racial ou étnica.

PADRÃO HEREDITÁRIO

A incidência familiar e hereditária tem sido uma caraterística distintiva da doença registada por quase todos os autores. O padrão genético foi estabelecido por Anderson e McClendon (1962) nas 21 famílias que estudaram como um gene autossómico dominante com expressividade variável e possivelmente com penetrância reduzida nas mulheres (100% nos homens e 50% a 70% nas mulheres). A proporção de homens e mulheres afectados é de cerca de 2:1, mas não há provas de que a doença esteja ligada ao sexo. De acordo com Witkop (1967), pelo menos três famílias mostraram que mulheres aparentemente não afectadas transmitiram o gene à descendência (isto é, mulheres não afectadas com pais afectados e filhos afectados). No entanto, as mulheres ligeiramente afectadas podem passar despercebidas e, uma vez que as lesões dos maxilares tendem a regredir após a puberdade, a demonstração dos estigmas radiográficos pode ser impossível. Os relatos de casos esporádicos apresentados por

Caffey e Williams (1951), Topazian e Costich (1965), Bradley et al. (1967), Slesinger e Dvoracek (1970) e Grunebaum (1973) podem ser explicados parcialmente nesta base.

ACHADOS CLÍNICOS E EVOLUÇÃO

O aparecimento gradual de inchaço indolor e bilateral da parte inferior da face, produzido pelo aumento da mandíbula, particularmente nas regiões posteriores, anuncia o início da doença. A aparência rechonchuda foi registada logo aos 14 ou 15 meses de idade (Jones,1938), mas geralmente aparece entre os 2 e os 4 anos. Num dos casos de Caffey e William (1951), as radiografias efectuadas 4 dias após o nascimento mostravam evidências da doença e, aos 26 meses, foi observado um aumento clínico. O aumento unilateral da mandíbula foi observado antes que o envolvimento bilateral se tornasse evidente (Arnott, 1978; Jones, 1965). A maxila é frequentemente envolvida, com o processo geralmente começando nas áreas de tuberosidade, aumentando a plenitude facial. Por volta dos 5 anos de idade, a condição pode estar totalmente expressa, com extenso alargamento dos maxilares. O inchaço é duro e produz frequentemente expansões bosseladas. O clássico rosto de querubim é causado por lesões no pavimento orbital e nas áreas infra-orbitais, produzindo uma deslocação ascendente do globo terrestre com proeminência escleral inferior. Ocorre envolvimento malar, do seio maxilar e etmoidal, bem como da mandíbula e maxilar anteriores. O aumento da largura das cristas alveolares maxilares dá ao palato uma aparência estreita em forma de V invertido. O envolvimento extenso do palato também pode causar uma plenitude extrema, obliterando completamente a abóbada palatina.

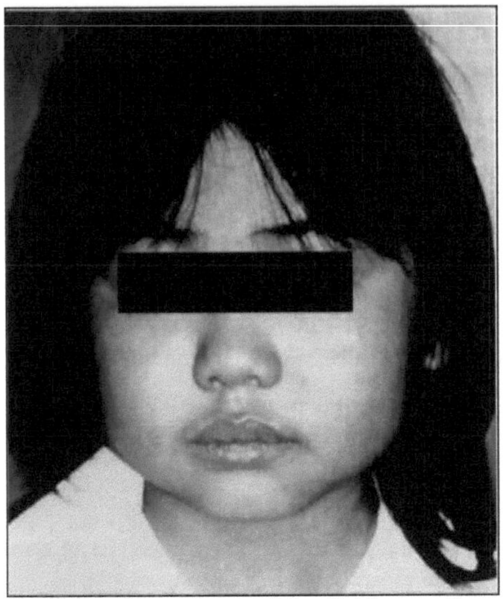

Fig. 18 Querubismo. As caraterísticas faciais assemelham-se a um querubim, resultando em parte do aumento bilateral simétrico da mandíbula posterior.

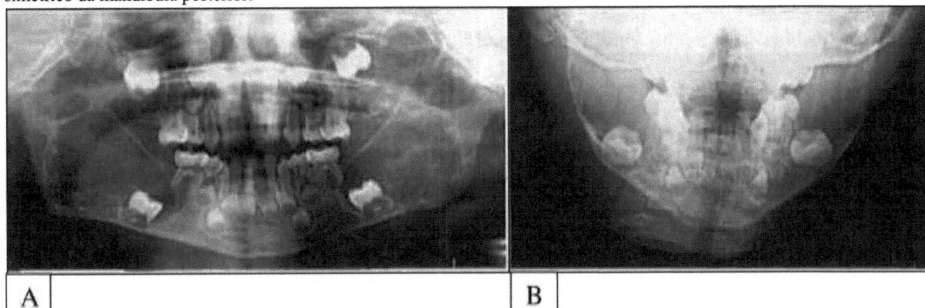

Fig. 19 Um caso de querubismo. A, Uma imagem panorâmica mostrando quatro lesões na maxila e na mandíbula. Note-se que os epicentros das lesões estão na tuberosidade maxilar e no ramo mandibular; note-se também o deslocamento anterior dos primeiros molares superiores não irrompidos. A estrutura interna contém septos mal definidos. **B,** Uma porção da vista posteroanterior do crânio mostrando a expansão da mandíbula.

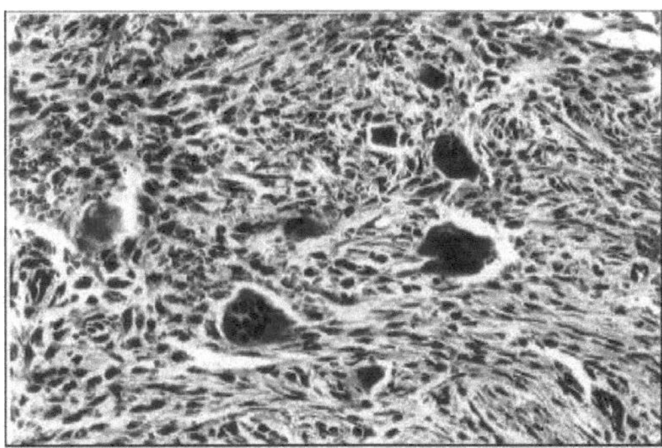

Fig. 20 Querubismo. A, Aspeto microscópico de uma lesão em fase inicial contendo tecido de células gigantes com pouca evidência de tecido fibroso e formação óssea.

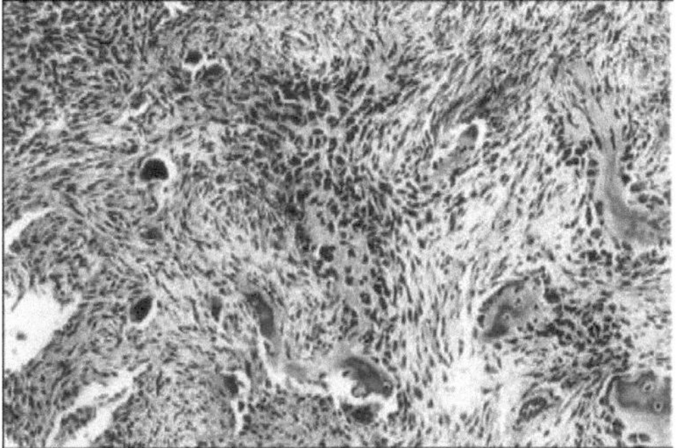

Fig. 21 B, A fase madura num doente mais velho revela uma redução da proporção de tecido de células gigantes e um aumento do tecido fibroso e da formação óssea.

Ocasionalmente, é produzido um rosto grotesco devido ao crescimento maciço. Nestes doentes, a deglutição, a mastigação e a respiração tornam-se difíceis ou impossíveis (Hamner e Ketcham, 1969).

Normalmente, o processo parece tornar-se auto-limitado por volta dos 12 a 15 anos de idade, tendo primeiro deixado de aumentar o tamanho da maxila e, no final da adolescência, da mandíbula (Jones, 1965). A atividade pode continuar lentamente até à idade adulta, após o que se verifica uma melhoria gradual da aparência facial, com o desaparecimento das caraterísticas proeminentes por volta dos 25 a 30 anos. No entanto, Hamner e Ketcham (1969) salientam que quase todos os doentes com doença clinicamente evidente já foram submetidos a pelo menos uma operação nesta altura, pelo que a regressão natural pode não ser um pressuposto totalmente exato. Burland (1962), Harris (1968) e Mock e White (1974) publicaram relatos de doença ativa em doentes com 18, 20 e 25 anos de idade, respetivamente (os doentes de Burland e Harris eram irmã e irmão).

Caracteristicamente, as dentições decídua e permanente são perturbadas, mais na mandíbula do que na maxila. Os dentes decíduos são perdidos precocemente e os dentes permanentes e decíduos estão frequentemente deslocados, ausentes, malformados ou não erupcionados devido às graves alterações ósseas causadas pela doença.

As lesões extra-orais ocorrem raramente, mas foram registadas no úmero (Bloom, Chacker e Thoma, 1962; Thompson, 1962), nas costelas (McClendon, Anderson e Cornelius, 1962), no fémur (Bloom, Chacker e Thoma, 1962), no íleo (Burland, 1962) e nos carpos (Bloom, Chacker e Thoma, 1962). Em vários casos, as biópsias dos locais extra-orais mostraram achados histológicos semelhantes aos das lesões dos maxilares. A pigmentação café-com-leite foi relatada por McClendon, Anderson e Cornelius e por Seward e Hankey (1957). Os gânglios linfáticos submandibulares estão geralmente aumentados e, ocasionalmente, os gânglios cervicais também estão envolvidos. Estes parecem regredir à medida que a puberdade é atingida (Jones, 1938). O estudo histológico destes nódulos revela uma hiperplasia reactiva não específica (Jones, 1938). Ramon, Bermon e Bubis (1967) relataram dois irmãos com querubismo que também tinham fibromatose gengival.

Os padrões de química do soro estão normalmente dentro dos limites normais, exceto no caso de níveis de fosfatase alcalina ocasionalmente aumentados. Foram registadas lesões gengivais periféricas em vários padrões (Harris 1968; Small e Young, 1958).

CARACTERÍSTICAS RADIOGRÁFICAS

As alterações radiográficas constituem um dos principais e caraterísticos achados do querubismo. As lesões mandibulares são geralmente mais marcantes do que as lesões maxilares. As radiolucências multiloculadas bilaterais aparecem primeiro na região posterior do corpo e do ângulo mandibular e depois espalham-se para envolver todo o ramo, com exceção do côndilo. O processo move-se anteriormente para envolver a área molar-premolar e talvez também a sínfise. Há um aumento das dimensões mediolateral e superoinferior da mandíbula e da maxila. As áreas multiloculadas são frequentemente unidas por septos incompletos. O córtex é fino, expandido ou mesmo ausente, e não se observa formação óssea subperiosteal. Os dentes são incorporados nas áreas radiolúcidas e são deslocados num padrão aleatório ou "flutuante". Uma excelente descrição das caraterísticas de diagnóstico radiológico do querubismo, bem como um sinal estigmático (sinal do palato duro), foi apresentada por Cornelius e McClendon (1969).

Em doentes curados, tratados ou naqueles em que aparentemente ocorreu regressão natural, as áreas multiloculares desaparecem e são substituídas por um padrão trabecular não muito normal. Podem permanecer pequenas áreas multiloculares residuais, bem como locais dispersos de aumento da densidade óssea. Geralmente, há uma sugestão de aumento geral da mandíbula.

DIAGNÓSTICO DIFERENCIAL

O padrão familiar, as caraterísticas clínicas e a evolução, juntamente com o aspeto radiográfico e os achados histológicos, devem distinguir o querubismo da lesão idiopática de células gigantes, do tumor castanho e de outras lesões que contêm células gigantes. Seward e Hankey (1957), Burland (1962), McClendon, Anderson e Cornelius (1962) e outros apresentaram boas discussões sobre considerações diagnósticas. Na maioria dos casos, é possível efetuar um diagnóstico com confiança mesmo sem um estudo histológico (Hebert, Fraire e Reid, 1972; Lawrence, Nogrady e Cloutier, 1970; Tombridge, 1962).

ACHADOS HISTOLÓGICOS

O tecido lesional maciço é descrito como macio (semi-sólido, friável ou gelatinoso) a fibroso em consistência e varia de vermelho-azulado a cinzento (Burland, 1962; Lucas, 1972; McClendon, Anderson e Cornelius, 1962). O padrão histológico básico assemelha-se ao de uma lesão de células gigantes, com diversas variações (Thoma, 1962). Um estroma fibroso frouxo contendo fibroblastos fusiformes ou volumosos está disposto de forma espiralada ou entrelaçada. Entre eles, encontram-se células gigantes multinucleadas dispersas. Algumas lesões ou áreas de uma única lesão mostram um padrão entrelaçado de fibroblastos produtores de colagénio (Jones, 1938). Os pequenos vasos sanguíneos são proeminentes e estão presentes hemorragia e hemossiderina. As células gigantes multinucleadas tendem a ser pequenas, mas podem ser grandes, contendo de 10 a 50 núcleos. Podem ser numerosas e distribuídas de forma difusa (Jones, 1965) ou relativamente esparsas e localizadas em áreas de hemorragia ou em torno de vasos sanguíneos (Gorlin e Goldman, 1970).

Gorlin (1967) acredita que o querubismo tem uma aparência microscópica distinta, que ele descreve como "encharcada". No entanto, Waldron (1965) e Schindel et al. (1974) consideram que a lesão do querubismo é idêntica à lesão de células gigantes. Gorlin (1967) e outros descreveram um manguito perivascular de material eosinofílico, que Hamner (1969) demonstrou ser colagénio, mas Von Wowern (1972) encontrou um manguito perivascular em apenas 1 de uma série de 15 casos. Uma vez que este achado específico não está presente em todas as lesões de querubins, parece ter um valor diagnóstico limitado.

TRATAMENTO

O tratamento do querubismo deve basear-se na evolução natural conhecida da doença e no comportamento clínico de cada caso individual. Hamner e Ketcham (1969) sublinharam que, embora a evidência indireta da observação de adultos e as declarações históricas da família indiquem uma resolução espontânea satisfatória das lesões após a idade de 25 ou 30 anos, isto não foi confirmado pelo estudo de pacientes individuais. A preocupação dos pais, os problemas sociais e o consequente impacto psicológico no doente exercem uma forte pressão sobre o cirurgião responsável pelo tratamento para que este actue. Uma incerteza adicional é criada pelo facto de o potencial de crescimento da lesão num determinado doente não poder ser estimado com precisão. A possibilidade de um comportamento clínico agressivo na lesão querúbica não pode ser descartada (Bloom, Chacker e Thoma, 1962; Hamner e Ketcham, 1969). Waldron (1965) afirmou que o tratamento não é padronizado; foram observados bons e maus resultados após tratamento precoce ou tardio (adolescente ou início da idade adulta). As modalidades de tratamento relatadas incluíram as seguintes, isoladamente ou em combinação: (1) observação sem tratamento, (2) extração de dentes na área lesionada, (3) curetagem de lesões e (4) contorno cirúrgico de lesões expandidas (Hamner e Ketcham, 1969). A radioterapia não tem sido eficaz no tratamento do querubismo e não deve ser utilizada devido ao seu potencial conhecido de levar à formação de sarcoma e à interferência no crescimento das crianças.

A observação do doente é aceitável se não estiverem presentes distorções ósseas extensas e problemas psicológicos e se o doente puder ser visto a intervalos regulares. Assim, o tratamento pode ser adiado até depois da puberdade ou início da idade adulta, quando a doença presumivelmente se torna estática e o recontorno pode ser efectuado, se desejável.

A extração de dentes permanentes na área da lesão foi defendida por Jones (1965), que continuou a acreditar que as lesões estão relacionadas com o desenvolvimento dentário. Em um dos pacientes de Jones, a extração foi feita de um lado e a curetagem do outro. Jones relatou que o exame de acompanhamento mostrou que ambos os lados tinham melhorado na mesma medida. Hamner e Ketcham (1969), no entanto, acreditam que esse não é um bom tratamento, já que uma curetagem cuidadosa pode preservar os dentes. Embora isso possa preservar dentes na borda de uma lesão, é impraticável para dentes diretamente incorporados na área lesionada. Mesmo que eles sejam mantidos, a disposição aleatória desses dentes torna improvável a sua erupção. A recomendação de tratamento de Jones merece mais testes clínicos, pois, se ele estiver correto, operações mutiladoras poderiam ser evitadas.

A curetagem, quer selectiva quer extensiva, tem sido frequentemente referida na literatura com bons resultados. Alguns autores abriram as feridas (Abbey e Reece, 1961; Bradley et al., 1967), e outros tentaram o fechamento primário (Burland, 1962; Jones, Gerrie e Pritchard, 1952). Fleuchaus e Buhner (1967) utilizaram lascas de osso esponjoso para preencher o defeito.

O contorno cirúrgico com resultados satisfatórios foi relatado por vários autores. Foram utilizadas abordagens intra-orais e extra-orais (Burland, 1962; Seward e Hankey, 1957; Topazian e Costich, 1965).

A curetagem e o contorno podem ter de ser repetidos se as intervenções cirúrgicas forem efectuadas demasiado cedo no decurso da doença. A realização de múltiplas operações numa criança deve ser encarada como uma forma de tratamento insatisfatória. Deve ter-se muito cuidado para que os procedimentos não sejam realizados com excesso de zelo, uma vez que daí resultam fracturas, deformações e inibição do crescimento dos maxilares. Além disso, a cirurgia pode excitar a lesão, com a possibilidade de um crescimento maior e mais agressivo, como foi relatado por Bruce, Bruwer e Kennedy (1953) e Waldron (1965). Finalmente, deve ser considerada a lesão ocasional, como a descrita por Hamner e Ketcham (1969), que produz uma deformidade monstruosa, especialmente quando a maxila está envolvida no crescimento maciço, e que eventualmente torna impossível o movimento da mandíbula, a deglutição e a respiração. Tal lesão exige uma cirurgia heróica para evitar a morte do paciente.

QUISTO ÓSSEO ANEURISMÁTICO

O quisto ósseo aneurismático é uma lesão pouco comum que tem sido encontrada na maioria dos ossos do esqueleto, embora a maioria ocorra nos ossos longos e na coluna vertebral (Clough e Price, 1968). O termo "quisto ósseo aneurismático" foi sugerido por Jaffe e Lichtenstein (1942) para descrever o caraterístico "blow out" do osso visto nas radiografias da lesão.

CARACTERÍSTICAS CLÍNICAS

Frequência

O primeiro relato de cistos ósseos aneurismáticos envolvendo o esqueleto craniofacial parece ser o de Bernier e Bhaskar (1958). No ano seguinte, Bhaskar, Bernier e Godby (1959) descreveram cinco casos. Gruskin e Dahlin fizeram uma revisão da literatura em 1968, e relataram 13 casos, incluindo 2 deles próprios. Daugherty e Eversole (1971) revisaram 17 casos, incluindo o seu próprio, e análises detalhadas da literatura foram feitas posteriormente por Steidler, Cook e Reade (1978-79), El Deeb, Sedano e Waite (1980), Struthers (1980); Struthers e Shear (1984 a e b); Gingell et al. (1984); e Toljanic et al. (1987). Os quistos ósseos aneurismáticos dos maxilares são raros. Quando Shear e seus colegas realizaram seus estudos em 1984, eles descobriram que, embora aproximadamente 650 casos envolvendo todo o esqueleto tivessem sido relatados, eles tinham conhecimento de apenas 42 exemplos bem documentados envolvendo os maxilares que haviam sido registrados na literatura. Desde então, foram publicados apenas mais alguns casos. Doze casos foram registados nos arquivos do seu departamento num período de 32 anos, representando 0,5% de 2616 quistos dos maxilares. Os dados relativos à idade, sexo e localização registados na tabela ( ) são os utilizados na publicação de Struthers e Shear (1984a), derivados dos 42 casos relatados e de quatro dos espécimes do estudo de Shear e colegas que não tinham sido relatados anteriormente.

Idade

À exceção de três doentes, todos se encontravam nas três primeiras décadas de vida (93%), com um pico na segunda década. Vinte e nove doentes tinham menos de 20 anos (64 por cento).

Sexo

Vinte e oito doentes eram do sexo feminino (62%) e 17 do sexo masculino.

Sítio

Dos 46 casos, 28 eram na mandíbula (61%) e 18 na maxila. Um cisto foi encontrado próximo ao assoalho da órbita e outro no arco zigomático. A região anterior da mandíbula foi raramente envolvida. A maioria dos casos localizava-se nas regiões molares da mandíbula e da maxila e alguns casos mandibulares estendiam-se posteriormente para envolver o ângulo e o ramo ascendente.

Apresentação clínica

Os quistos aneurismáticos dos maxilares produzem inchaços firmes que foram descritos como dolorosos em menos de metade dos casos relatados. O inchaço e a má oclusão agravam-se frequentemente de forma progressiva e a taxa de aumento é muitas vezes descrita como relativamente rápida. Ocasionalmente, existe uma história de deslocação recente de dentes, que permanecem vitais. Quando a lesão perfura o córtex e é coberta por periósteo ou apenas por uma fina casca de osso, pode apresentar elasticidade ou crepitação em casca de ovo, mas não é pulsátil. Não se ouvem ruídos. De acordo com a história dos doentes, o traumatismo não parece ter um papel etiológico significativo. Pode haver alguma dificuldade em abrir a boca se houver impacto da lesão na cápsula da articulação temporomandibular.

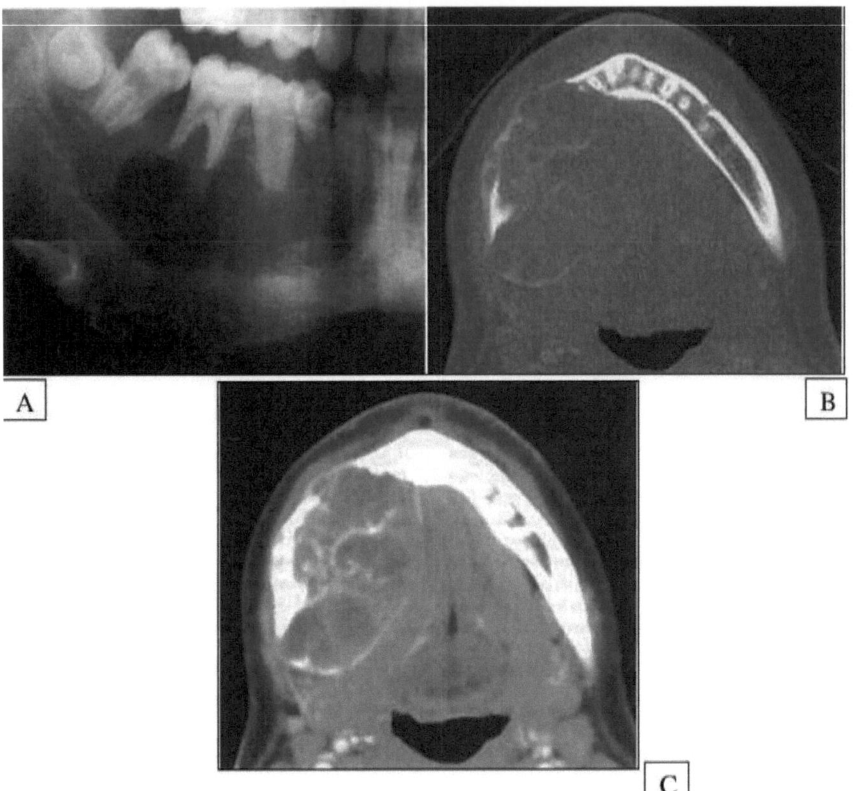

Fig. 22 A, Uma imagem panorâmica recortada de um quisto ósseo aneurismático que ocupa o corpo da mandíbula direita. Duas imagens axiais de TC ao mesmo nível deste caso utilizando o algoritmo de osso **(B)** e o algoritmo de tecidos moles **(C).**

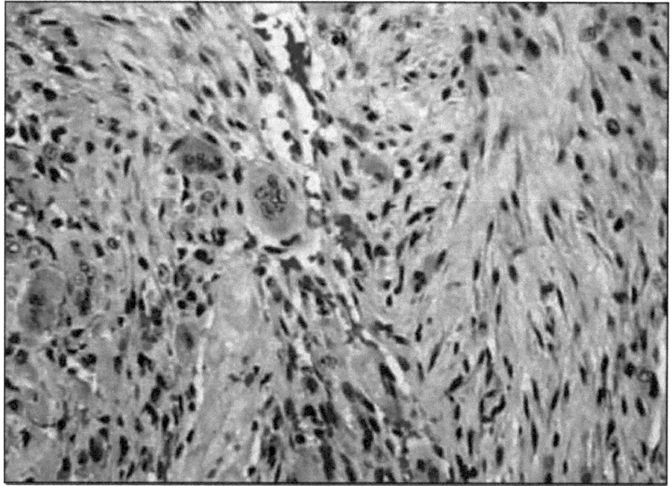

Fig. 23. Cisto ósseo aneurismático (alta potência).

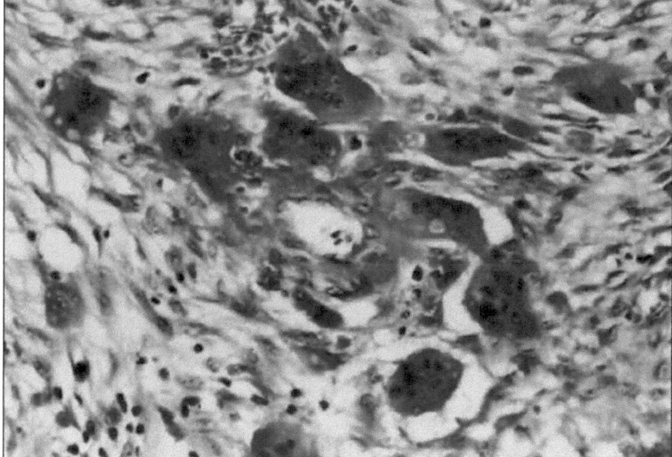

Fig. 24 Cisto ósseo aneurismático. Figura mostrando focos de células gigantes multinucleadas.

Caraterísticas radiológicas

O quisto ósseo aneurismático produz uma área radiolucente que origina uma expansão ovoide ou fusiforme do osso e pode dilatar o córtex. Geralmente é unilocular, mas outros foram descritos como tendo septações ou trabeculações fracamente discerníveis, e alguns como sendo multiloculares ou em forma de favo de mel. Os dentes podem ser deslocados e foi descrita reabsorção radicular. A diferenciação radiológica de outras lesões expansivas dos maxilares pode ser difícil.

PATOGENESE

A patogénese do quisto ósseo aneurismático é controversa, tendo sido propostas várias teorias. Embora tenha sido postulado um traumatismo, existem poucas provas que o sustentem. Vários trabalhadores subscreveram a opinião de que o quisto resulta de uma perturbação vascular sob a forma de oclusão venosa súbita ou do desenvolvimento de um shunt arteriovenoso. Isto ocorreria normalmente em partes mais vasculares e recém-formadas do esqueleto imaturo e possivelmente surgiria, pelo menos nalguns casos, de uma lesão pré-existente (Clough e Price, 1968).

O conceito de que o quisto ósseo aneurismático é um fenómeno secundário que surge numa lesão óssea pré-existente tem um apoio ósseo considerável e existem, sem dúvida, boas provas que o sustentam. Já em 1940, Ewing descreveu o que parece ser um quisto ósseo aneurismático e sugeriu que se tratava de um tumor benigno de células gigantes modificado pela comunicação com grandes vasos sanguíneos. Jaffe (1950) propôs que o quisto pode resultar da modificação de alguma outra lesão do osso, a maior parte da qual pode ser destruída por hemorragia. Clough e Price (1968) descreveram dois casos, um dos quais continha áreas com aparência de displasia fibrosa e o outro com caraterísticas de fibroma condromixoide. Sugeriram que o quisto pode ser uma ocorrência primária ou um fenómeno secundário tanto em lesões benignas como malignas do osso.

Biesecker et al. (1970) mostraram evidências de uma lesão óssea associada em 21 de 66 casos (32%) de quisto ósseo aneurismático. Estas eram fibroma não ossificante, condroblastoma, tumor de células gigantes do osso, osteoblastoma, granuloma de células gigantes, displasia fibrosa, mixofibroma e quisto ósseo solitário. Eles postularam que a lesão primária inicia uma malformação arteriovenosa no osso e que suas forças hemodinâmicas estabelecem o cisto ósseo aneurismático. Num estudo semelhante, Levy et al. (1975) relataram 57 cistos ósseos aneurismáticos associados a outras lesões ósseas. As lesões mais frequentemente associadas foram os quistos ósseos solitários, os tumores de células gigantes e os osteossarcomas, mas a alteração também foi observada secundária a fibroma não ossificante, osteoblastoma, hemangioendotelioma e hemangioma. Alguns dos seus casos eram secundários a fracturas ou outros traumatismos ósseos. Reconheceram, no entanto, que o quisto ósseo aneurismático pode desenvolver-se como lesão primária.

Em sua revisão de 53 casos de cisto ósseo aneurismático dos maxilares, El Deeb, Sedano e Waite (1980) relataram que 11 (21%) estavam associados a lesões preexistentes. Estas eram o fibroma ossificante (dois casos), o fibroma cimentante (um caso), a displasia fibrosa (quatro casos) e o granuloma de células gigantes (quatro casos). Robinson (1985) fez uma revisão semelhante, provavelmente recolhendo muito do mesmo material, e confirmou que dos 58 casos de quisto ósseo aneurismático dos maxilares, 13 estavam associados a outra doença óssea. O seu próprio caso apresentava um fibroma cementário associado.

Na revisão efectuada por Shear e colegas, Struthers (1980) e Struthers e Shear (1984b) concluíram que foi possível identificar uma lesão associada em 33 casos relatados. Dois eram fibromas ossificantes, dois fibromas cimentantes, quatro displasias fibrosas, 24 granulomas centrais de células gigantes e um era um osteossarcoma. Dos seus próprios cinco casos disponíveis na altura do estudo, três estavam associados a tecido idêntico ao observado no granuloma central de células gigantes dos maxilares e dois a fibroma ossificante. Dois casos divulgados pelo Centro Internacional de Referência da OMS para a Definição Histológica e Classificação de Tumores Odontogénicos, Mandíbula

Os quistos e lesões afins estavam associados a fibroma ossificante e dois a granuloma central de células gigantes.

Partindo da hipótese de que o quisto ósseo aneurismático é um fenómeno secundário que se desenvolve através da rutura de parte de uma lesão óssea pré-existente, foi estudado material histológico de 303 lesões patológicas de ossos de vários tipos para procurar evidências de alterações precoces que pudessem indicar um potencial de desenvolvimento de um quisto ósseo aneurismático (Struthers, 1980; Struthers e Shear, 1984b). Como material de referência, os autores estudaram 19 quistos ósseos aneurismáticos estabelecidos de várias partes do esqueleto, incluindo os maxilares, uma vez que em tais lesões se encontram normalmente espaços mais pequenos cheios de sangue e numerosos microcistos na periferia de grandes espaços cheios de sangue. Este tipo de alterações foi observado sobretudo nos granulomas centrais de células gigantes. Numa amostra de 54 casos de granuloma central de células gigantes, observou-se a formação de microcistos em 15 (28%). Em três destes casos, as alterações eram muito semelhantes às observadas no quisto ósseo aneurismático. As mesmas alterações também foram reconhecidas, embora com uma frequência muito menor, nas displasias fibrosas (8%), fibromas ossificantes (4%) e fibromas cimentantes (3%) estudados. Um caso de doença de Paget do osso mostrou a presença de grandes espaços preenchidos por sangue, tal como várias das lesões malignas.

Struthers e Shear sugeriram que a alteração inicial na lesão primária parecia ser o microcisto.

Salientaram que a formação de microcistos na displasia fibrosa tinha sido descrita por Geschickter e Copeland (1949)_, por Jaffe (1953) e por Fisher (1976). O granuloma central de células gigantes tem uma propensão para formar microcistos devido ao seu estroma de tecido conjuntivo fibrilar, solto e edematoso, no qual se encontram muitos vasos sanguíneos de paredes finas e eritrócitos extravasados. A formação de microcistos é facilitada por áreas localizadas de necrose no estroma provocadas por estagnação e isquémia. Os microcistos resultantes são revestidos por tecido conjuntivo do estroma e, nas lesões de células gigantes, as células gigantes multinucleadas podem fazer parte das suas margens. Estes aumentam de tamanho devido a uma nova degradação do estroma e coalescem uns com os outros. O alargamento será agravado se estiverem envolvidas forças hemodinâmicas ou osmóticas. A perda de suporte do estroma leva à dilatação e rutura dos vasos de paredes finas e à hemorragia no estroma e nos microcistos. Observa-se frequentemente uma associação de vasos sanguíneos dilatados e microcistos. Uma vez estabelecida uma ligação vascular entre um vaso maior e um microcisto, a pressão hemodinâmica participa no seu alargamento e é oferecida pouca resistência de suporte se o estroma circundante estiver solto e edematoso. Os espaços assumem agora as dimensões de macrocistos que são rodeados por uma camada de estroma comprimido e os múltiplos quistos cheios de sangue em expansão produzem uma reabsorção óssea por pressão. A reabsorção endosteal das placas corticais ocorre em última instância e, quando estas são rompidas, ocorre um "blow out" da lesão, coberto por periósteo. Uma camada de osso novo periosteal pode ser depositada para formar uma fina concha que cobre o quisto ósseo aneurismático.

Struthers e Shear eram da opinião de que uma lesão maligna era menos suscetível de produzir as caraterísticas clinicopatológicas clássicas de um quisto ósseo aneurismático, devido à sua tendência para se separar do osso. No entanto, de 42 fibrossarcomas que estudaram histologicamente, seis apresentavam grandes espaços cheios de sangue, tal como oito de 75 casos de osteossarcoma. Acreditaram que este último representava a forma telangiectásica do osteossarcoma que vários autores descreveram como semelhante ao quisto ósseo aneurismático. O desenvolvimento raro de quistos ósseos aneurismáticos em lesões ósseas malignas explica provavelmente a chamada forma maligna do quisto, ocasionalmente relatada na literatura (Levy et al., 1975).

Para concluir esta discussão sobre a possível patogénese do quisto ósseo aneurismático, deve ser referido que existem várias autoridades que contestam a teoria de que o quisto é um fenómeno secundário. Tillman et al. (1968) estudaram todo o tecido removido de 95 cistos ósseos aneurismáticos e concluíram que não havia evidência de lesões precursoras nesses casos. Da mesma forma, Ruiter, van Rijssel e van der Velde (1977) não identificaram outras lesões ósseas na sua série de 105 casos. Ambos os grupos de autores admitiram, no entanto, que poderiam estar presentes áreas que se assemelhavam a outras lesões. Schajowicz (1981) afirmou que áreas semelhantes às do quisto ósseo aneurismático podem ser encontradas em muitas lesões ósseas, mas que normalmente ocupam apenas uma pequena porção do processo e que são provavelmente o resultado de hemorragia.

PATOLOGIA

No momento da operação, o quisto é normalmente coberto por um periósteo intacto e por uma camada muito fina de osso. Quando esta é removida, surge sangue venoso escuro. A hemorragia pode ser perfusa e difícil de controlar até que o quisto seja removido. O quisto contém quantidades variáveis de tecidos moles constituídos por tecido vascular friável que subdivide a cavidade em vários lóculos cheios de sangue. Parte da lesão pode conter áreas de tecido mais sólido. Estas podem representar áreas de reparação ou restos de uma lesão preexistente. Não é possível demonstrar qualquer comunicação direta com quaisquer vasos durante a operação.

CARACTERÍSTICAS HISTOLÓGICAS

As lesões consistem em muitos capilares e espaços cheios de sangue de tamanho variável, revestidos por células fusiformes planas e separados por tecido fibroso delicado de textura solta. A maioria dos quistos contém pequenas células multinucleadas e trabéculas de osso osteoide e tecido ósseo. Nalgumas das áreas sólidas, os lençóis de tecido vascular, contendo um grande número de células gigantes multinucleadas, fibroblastos, hemorragia e hemossiderina, têm um aspeto muito semelhante ao granuloma de células gigantes dos maxilares. Outras áreas sólidas podem ter a aparência de displasia fibrosa, fibroma cimentado-ossificante e possivelmente outros tumores dos maxilares, o que dá crédito à ideia de que o quisto ósseo aneurismático pode representar uma alteração secundária numa lesão pré-existente. Os espaços cheios de sangue não têm tecido elástico ou músculo liso à sua volta. Não há caraterísticas celulares sugestivas de neoplasia maligna (Clough e Price, 1968), a não ser, é claro, que o cisto tenha se desenvolvido em um tumor maligno.

TRATAMENTO

O tratamento do cisto ósseo aneurismático deve ser determinado pela natureza de qualquer lesão associada. De acordo com El Deeb, Sedano e White (1980), a forma mais frequente de tratamento em casos relatados de cistos ósseos aneurismáticos dos maxilares tem sido a curetagem. A sua revisão indicou uma taxa de recorrência de 26% para os casos dos maxilares. Na revisão feita por Gingell et al. (1984), houve uma taxa de recorrência com as lesões dos maxilares, incluindo três casos com múltiplas recorrências. As recorrências também ocorrem com os quistos que envolvem outros ossos, com taxas que variam entre 21% e 44% (Gingell et al. , 1984). Clough e Price (1968) relataram o crescimento contínuo mesmo após curetagem cuidadosa e enxerto ósseo e recomendaram a excisão completa, desde que isso não interferisse na função. Um dos casos da série de Shear e colegas, que estava associado a um fibroma ossificante, recidivou duas vezes após a curetagem. A curetagem minuciosa de lesões associadas a granuloma central de células gigantes tem provavelmente menor probabilidade de recorrência. Uma vez que a maioria dos quistos ósseos aneurismáticos dos maxilares parece envolver granulomas centrais de células gigantes, isto explicaria o sucesso do tratamento conservador registado por vários trabalhadores. Não há lugar para a radioterapia no tratamento de lesões dos maxilares, a não ser que se trate de um dos exemplos muito raros que podem ter-se desenvolvido secundariamente a um tumor maligno.

Tendo em conta a tendência para a recorrência de alguns casos, cada caso deve ser cuidadosamente avaliado após a avaliação histológica e os doentes devem ser submetidos a exames pós-operatórios periódicos.

DISPLASIA FIBROSA

Antes de 1970, a "displasia fibrosa" era utilizada como um termo abrangente para as formas monostótica e poliostótica da displasia fibrosa e para uma variedade de outras lesões fibro-ósseas, nomeadamente o fibroma ossificante, o fibroma cimentante e o osteoblastoma. Os estudos histológicos muitas vezes não conseguiram estabelecer diferenças definitivas entre estas lesões, particularmente no que diz respeito aos problemas de maturação dos elementos do tecido conjuntivo, à heterogeneidade das lesões de grandes dimensões e às amostras de biopsia inadequadas. O problema da separação destas diferentes lesões no osso maxilar é ainda agravado pela ocorrência na mandíbula de lesões com diferenciação cementária e óssea e pela frequência de granulomas de células gigantes nesta região. Uma série de artigos publicados por patologistas orais durante o final da década de 1960 e início da década de 1970 enfatizou a variedade de aparências histológicas em lesões fibro-ósseas derivadas da membrana periodontal e distinguiu-as de lesões semelhantes provenientes do osso medular.

Há muito que se reconhece a dificuldade de diferenciar os tumores de origem na membrana periodontal dos tumores de origem no osso medular. A diferenciação entre os dois é importante porque os tumores de origem óssea medular têm geralmente um comportamento mais agressivo, apesar de serem essencialmente benignos. No entanto, ainda não foi demonstrada a prova absoluta da origem óssea medular neste grupo de tumores. As lesões fibro-ósseas benignas de origem na membrana periodontal são muito mais prevalentes nos maxilares do que as lesões fibro-ósseas de origem óssea medular. Estas últimas lesões podem ser diferenciadas por considerações clínicas, radiográficas, hematológicas e histopatológicas.

A displasia fibrosa do osso resulta de uma anomalia no desenvolvimento do mesênquima formador de osso. Esta manifesta-se pela substituição do osso esponjoso por um tecido fibroso peculiar, no interior do qual se formam, por metaplasia óssea, trabéculas ou esférulas de osso não lamelar pouco calcificado. A doença pode afetar os maxilares como uma lesão monostótica, como uma das lesões de uma doença poliostótica que afecta vários 55
ou muitos ossos, ou como uma das lesões da síndrome de Albright, em que as lesões poliostóticas são acompanhadas por manifestações como pigmentação cutânea, perturbações endócrinas e puberdade precoce e maturação esquelética prematura.

As lesões nos maxilares e noutros ossos foram até aos anos 60 classificadas como tipos de osteíte fibrosa ou como tumores benignos do osso, pois só nos trinta anos que decorreram entre 1930 e 1964 é que o conceito de displasia fibrosa do osso surgiu como entidade clínica

e patológica distinta. O reconhecimento da osteíte fibrosa data da descrição por von Recklinghausen (1891) de uma série de casos que pareciam pertencer ao mesmo grupo, mas que na realidade representavam mais do que uma patologia, como se sabe atualmente. Nos anos seguintes, o diagnóstico de osteíte fibrosa passou a ser aplicado livremente a uma variedade de condições, embora o trabalho experimental estivesse a começar a indicar a relação das glândulas paratiróides com a fisiologia e patologia óssea. Com a primeira paratiroidectomia num caso de osteíte fibrosa generalizada, efectuada por Mandel (1926), o quadro ficou, em certa medida, esclarecido. No entanto, continuaram a existir lesões fibro-ósseas comprovadamente não devidas ao hiperparatiroidismo, incluindo os casos denominados por Hunter e Turnbull (1931) de osteíte fibrosa difusa em múltiplos focos, em contraste com as lesões do hiperparatiroidismo, ou osteíte fibrosa quística generalizada. Assim, as lesões fibro-ósseas de origem não endócrina continuaram a ser classificadas como tipos de osteíte fibrosa. Algumas destas lesões, sabia-se, eram acompanhadas de pigmentação cutânea e outras manifestações extra-esqueléticas. Weil (1922) foi, aparentemente, o primeiro a registar um caso deste tipo e, subsequentemente, vários outros foram observados. Estes são analisados em pormenor por McCune e Bruch (1937). Em 1937, Albright, Butler, Hampton e Smith descreveram outros casos completos e, subsequentemente, a doença foi designada por síndroma de Albright. Nesta síndrome, os doentes eram geralmente crianças com lesões de vários ou muitos ossos e deformidades esqueléticas em casos graves, áreas de pigmentação amarela clara ou castanha-amarelada da pele e precocidade sexual, sobretudo nas raparigas. A maturação precoce do esqueleto também pode ocorrer e várias outras manifestações, como
56
Foram descritos ocasionalmente hiperparatiroidismo e diabetes mellitus. Nestes casos, os níveis séricos de cálcio e fósforo estavam sempre dentro dos limites normais, embora a fosfatase alcalina pudesse estar elevada. Pouco tempo depois da descrição de Albright, Lichtenstein (1938) reconheceu que as lesões ósseas eram as caraterísticas essenciais da síndrome de Albright e que podiam ocorrer, e de facto ocorriam frequentemente, na ausência de manifestações extra-esqueléticas. Por isso, introduziu o termo displasia fibrosa poliostótica como uma designação mais apropriada para a doença. No entanto, estudos posteriores (Lichtenstein e Jaffe, 1942) mostraram que apenas um osso podia ser afetado, pelo que a designação mais adequada parecia ser simplesmente displasia fibrosa do osso, ocorrendo numa forma poliostótica ou monostótica.

A displasia fibrosa (ou displasia fibro-óssea), embora não seja um tumor, merece uma avaliação clínica crítica devido à importância de diferenciar esta patologia de um fibroma ossificante e, consequentemente, à grande diferença no seu tratamento. Na displasia fibrosa, a aparência anatómica normal de uma grande área de osso é geralmente alterada. Distorce a forma normal e expande lentamente o osso em várias direcções, em vez de causar um inchaço localizado. Pode desenvolver-se uma grande deformidade ao longo dos anos, mas existe uma tendência para a doença parar com a maturação do esqueleto. O doente encontra-se geralmente em bom estado de saúde, com todos os dados laboratoriais normais. A doença tem origem na infância e é provavelmente congénita, embora raramente seja notada até a criança ter alguns anos de idade. Na maioria dos casos, os doentes não são observados até se tornarem conscientes da sua aparência, uma vez que geralmente não existem perturbações funcionais. Muitas vezes, a consulta é motivada pela ocorrência de um crescimento mais rápido. Como os dentes irrompem enquanto a doença se desenvolve, muitas vezes permanecem em oclusão normal.

CARACTERÍSTICAS CLÍNICAS

O exame clínico não revela qualquer alteração na mucosa, exceto que esta pode estar firmemente ligada ao osso em vez de um pouco móvel. Em alguns casos, a superfície do osso afetado é lisa; noutros, a superfície é nodular. O processo é difuso e não existe uma indicação precisa da extensão do envolvimento. Na maxila, a superfície externa do processo alveolar pode estar extremamente alargada e a abóbada do palato pode ficar obliterada pela expansão do osso. O processo pode estender-se à região malar e a outras partes da face. Embora o seio maxilar fique totalmente obliterado, a cavidade nasal geralmente não é envolvida.

Na mandíbula, o envolvimento extenso é bastante comum. Ocasionalmente, existem múltiplas áreas de substituição do osso normal. Se a cabeça ou o colo do processo condilar estiver envolvido, o lado afetado da mandíbula pode alongar-se e causar assimetria e desfiguração facial. Em doentes mais velhos, pode resultar uma má oclusão por mordida cruzada. O doente é geralmente assintomático; a anestesia do lábio é rara e a dor está ausente. No entanto, Middleton (1963) relatou que, numa criança de 11 anos com displasia fibrosa, uma dor irradiada considerável era o sintoma para o qual se procurava alívio. Fitzpatrick (1966) escreve que o osso anormal na displasia fibrosa tem uma resistência reduzida à infeção. *A displasia fibrosa facial* é o nome dado ao envolvimento múltiplo dos ossos faciais. Becker e Schneider (1962) mencionam um caso em que o osso frontal e a calvária estavam envolvidos, mas não o resto do esqueleto. Esta condição deve ser diferenciada da displasia fibrosa poliostótica ("síndrome de McCune-Albright" ou simplesmente "síndrome de Albright"), na qual também podem ocorrer lesões noutras partes do esqueleto, juntamente com pigmentação da pele (manchas café-com-leite) e puberdade precoce nas raparigas (Osaki, Hecker e Kramer, 1981). Ao contrário da forma monostótica da doença, o nível de fosfatase alcalina pode estar elevado na forma poliostótica.

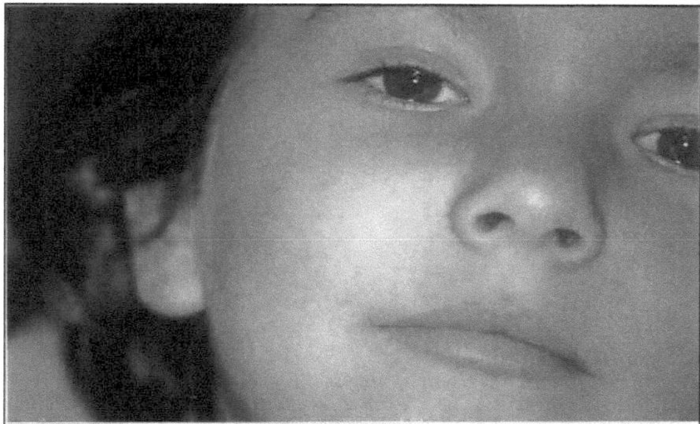

Fig. 25 Displasia fibrosa, assimetria facial.

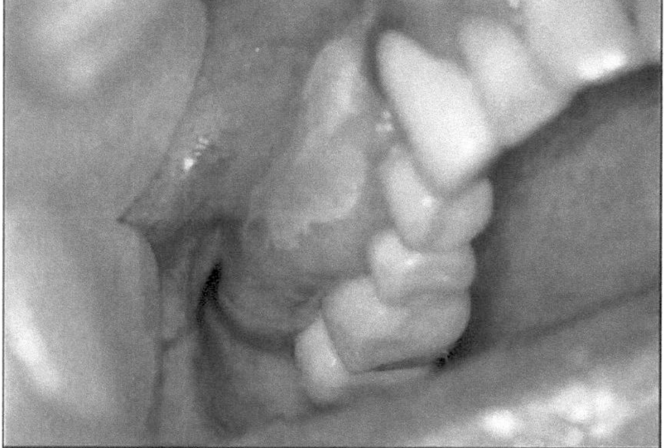

Fig. 26 Displasia fibrosa, edema ósseo.

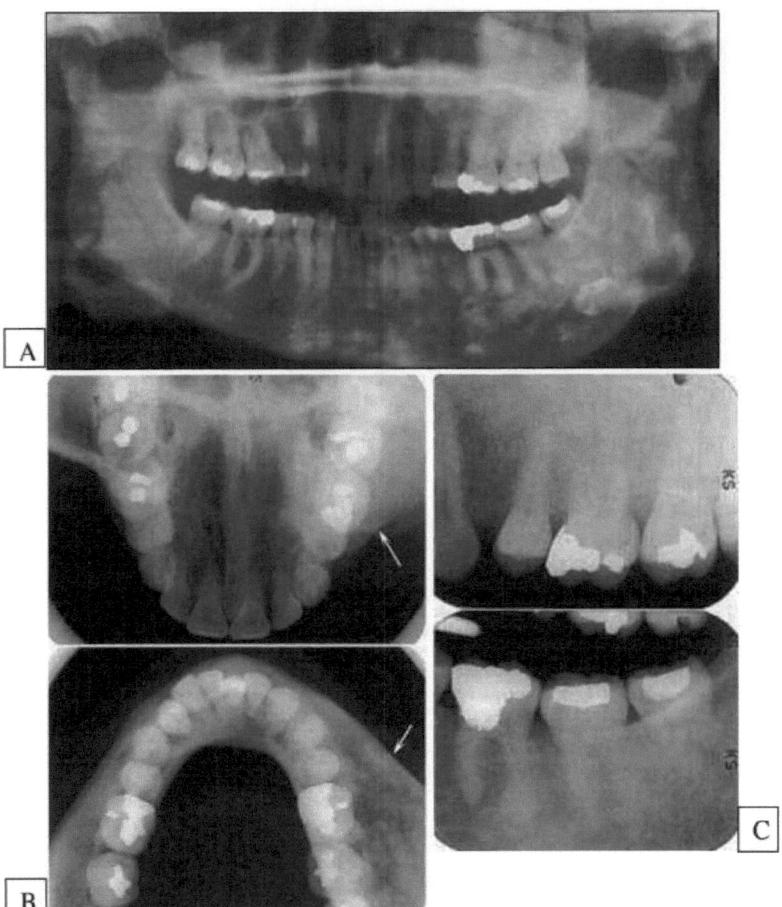

Fig. 27 A, Displasia fibrosa unilateral envolvendo a maxila e a mandíbula esquerdas. **B,** Note-se a expansão do aspeto lateral do maxilar e da mandíbula (seta) e o aumento da densidade óssea causado por um aumento do número de trabéculas internas. **C,** As radiografias periapicais mostram uma estrutura interna mista radiolúcida e radiopaca; no entanto, a radiopacidade geral é maior do que no lado direito dos maxilares.

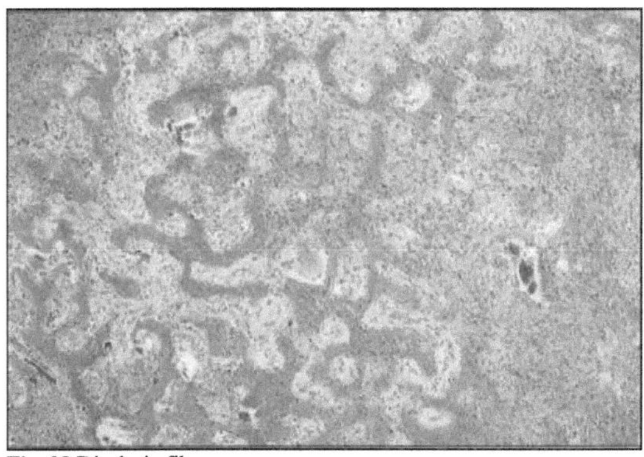

Fig. 28 Displasia fibrosa.

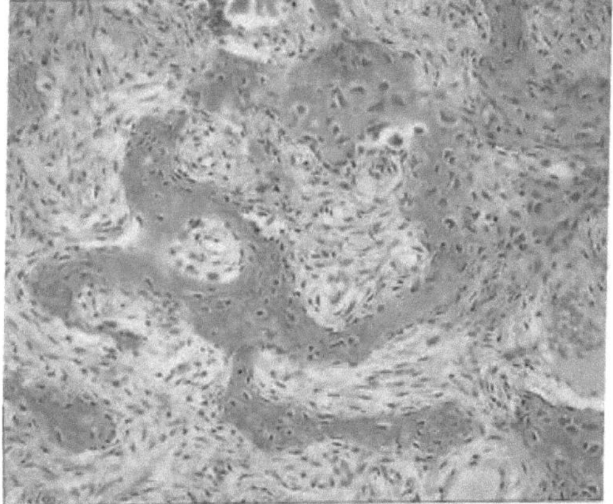

Fig. 29 Displasia fibrosa (maior potência).

CARACTERÍSTICAS HISTOLÓGICAS

Histologicamente, a displasia fibrosa apresenta muitas variações. O tecido fibroso que invade a esponjosa pode substituir o osso normal por reabsorção osteoclástica, estabelecendo depósitos intercelulares de osteoide parcialmente calcificado. Rushton (1950) afirmou que, numa doença em que o osso sofre alterações rápidas, é de esperar uma grande variedade no aspeto histológico. Geralmente, nas crianças pequenas, a medula óssea é muito fibrosa, com poucas trabéculas de osso a serem depositadas pelos osteoblastos. Numa idade mais avançada, quando a atividade é mínima, resta pouca medula fibrosa e o osso mais maduro mostra evidência de reabsorção e nova formação, resultando em extensas marcas curvilíneas.

CARACTERÍSTICAS RADIOGRÁFICAS

O exame radiográfico mostra um envolvimento difuso do osso afetado. Na maxila, as alterações produzem geralmente um aumento da densidade, uma vez que o seio maxilar radiolucente fica obliterado. Em alguns casos, apenas a parte alveolar e, noutros, apenas a tuberosidade podem ser afectadas. Na maioria dos casos, a lesão estende-se aos ossos adjacentes, como o zigoma, porque nesta doença não parecem ser respeitados os limites anatómicos.

Na mandíbula, o aspeto radiográfico também depende da relação entre o tecido fibroso e o tecido calcificado e da deposição intercelular de osso osteoide ou calcificado. Em muitos casos predominam as áreas radiolúcidas, mas estas são irregulares e muitas vezes contêm ilhas de osso bem calcificado. Noutros casos, o resultado é um aspeto radiopaco, com alterações que apresentam um quadro granular caraterístico. Esta situação tem sido referida como um aspeto de *vidro despolido* (semelhante aos pequenos fragmentos de um para-brisas partido) ou *de casca de laranja* (peau d' orange, semelhante à superfície de uma laranja).

TRATAMENTO

O tratamento por excisão completa raramente é possível. A ressecção geralmente não é indicada. O tratamento cirúrgico deve, por conseguinte, limitar-se à obtenção de um bom resultado cosmético facial ou à remodelação do processo alveolar para melhorar a retenção da prótese, removendo talvez mais osso do que o necessário para permitir a reparação. O osso é geralmente muito macio e pode ser facilmente esculpido com um cinzel manual. A repetição da cirurgia, especialmente na idade em que o crescimento do esqueleto termina, é geralmente necessária.

Uma vez que a interferência cirúrgica pode causar um aumento da taxa de crescimento em alguns casos, os doentes sem deformidade não devem ser submetidos a qualquer tratamento para além de uma biopsia de confirmação. O uso de radioterapia no tratamento de lesões fibro-ósseas é contraindicado. Tanner, Dahlin e Childs (1961) estudaram quatro casos (três na maxila e um na mandíbula) em que um sarcoma complicou a displasia fibrosa tratada por irradiação. Perkins e Higinbotham (1955), que relataram um sarcoma que ocorreu num caso de displasia fibrosa poliostótica, também afirmaram que a radioterapia é perigosa, além de ser ineficaz.

Todos os doentes com displasia fibrosa devem ser examinados periodicamente devido à possibilidade de transformação maligna espontânea, mesmo quando não foi utilizada radiação (Schwartz e Alpert, 1964).

FIBROMA NÃO OSSIFICANTE (FIBROMA NÃO OSTEOGÉNICO)

O fibroma não ossificante foi delineado como uma neoplasia dos ossos longos por Jaffe e Lichtenstein (1942) e, desde então, tornou-se uma entidade radiográfica e microscópica bem reconhecida e extensivamente relatada por outros (Compere e Coleman, 1957; Devlin, Bowman e Mitchell, 1955; Maudsley e Stansfeld, 1956). Hatcher (1945) descreveu uma lesão fibrosa a que chamou *DEFEITO FIBRO-CORTICAL* (ou defeito fibroso metafisário), que se desenvolve a partir do periósteo e envolve o córtex subjacente. Ele demonstrou que algumas lesões progrediam em tamanho, enquanto outras pareciam cicatrizar. Hatcher reconheceu que o defeito fibro-cortical era idêntico ao fibroma não-osteogénico de Jaffe e Lichtenstein (1942) (atualmente designado fibroma não-ossificante), que, se continuasse a crescer, assumia caraterísticas neoplásicas.

ACHADOS CLÍNICOS

A lesão aparece classicamente em posição excêntrica na metáfise de um osso longo e migra para o centro do osso se se tornar neoplásica. É frequentemente multilocular e é demarcada por um bordo fino, esclerótico e recortado (Dahlin, 1967). Alguns doentes podem apresentar mais do que uma lesão num ou em vários ossos tubulares. O fibroma não ossificante é encontrado em crianças mais velhas e adolescentes, geralmente entre os 8 e os 20 anos de idade (Jaffe, 1958). Pode haver uma ligeira predileção pelo sexo masculino.

A lesão não produz normalmente sintomas clínicos nas suas fases iniciais; no entanto, quando atinge um tamanho grande, pode estar presente inchaço ou sensibilidade (Devlin, Bowman e Mitchell, 1955). O traumatismo na área pode causar uma fratura patológica e resultar na descoberta no exame radiográfico subsequente (Maudsley e Stansfeld, 1956).

A ocorrência de um fibroma não ossificante nos ossos faciais foi relatada sob este nome duas vezes. O caso de Agazzi e Beloni (1951) não é convincentemente um fibroma não ossificante, com base nas notas cirúrgicas e na fotomicrografia, mas é aceitável como um fibroma não específico. Um caso aceitável foi publicado por Gold (1955), no qual uma lesão da maxila, bem como lesões únicas nas tíbias direita e esquerda, estavam presentes numa rapariga de 15 anos. Outro exemplo de fibroma não ossificante tratado por Gold (1955), mas não relatado, envolvia o processo condilar de um menino de 13 anos de idade. Ambos os casos apresentavam uma aparência radiográfica multilocular. É provável que alguns dos fibromas inespecíficos registados nos maxilares representem casos de fibroma não ossificante.

ACHADOS HISTOLÓGICOS

O estudo do tecido de um fibroma clássico não ossificante mostra tipicamente feixes espiralados de fibroblastos compactos e fusiformes com relativamente pouca substância intercelular. A hemossiderina é frequentemente encontrada entre as células. As células gigantes pequenas, alongadas e multinucleadas, formadas pelos fibroblastos, estão irregularmente e esparsamente dispersas entre as células estromais. Em áreas de hemorragia recente, podem existir aglomerados de pequenas células gigantes e pequenos ninhos de células espumosas (Jaffe e Lichtenstein, 1942). Algumas lesões apresentam uma formação considerável de colagénio entre os feixes de células fusiformes caraterísticos.

Contrariamente à conceção original de Jaffe e Lichtenstein (1942), foram encontradas pequenas áreas de formação de osso osteoide e trabecular no tecido lesional. Gold (1955) observou a formação de osteoide no seu caso e apontou uma possível relação com a displasia fibrosa. Morton (1964) demonstrou de forma convincente que 6 em cada 10 casos de fibroma não ossificante apresentavam osteoide e produção óssea no tecido tumoral. A formação óssea não era extensa, mas estava certamente presente. Dahlin (1967) observou que "pequenos focos de metaplasia óssea podem ser encontrados em alguns fibromas" e acrescentou que "isto é contrário a muito do que é dito na literatura ....".

Dahlin também apontou a possibilidade de uma relação com a displasia fibrosa.

TRATAMENTO

O tratamento de um fibroma não ossificante dos ossos longos é ditado pelo tamanho da lesão. As lesões pequenas podem ser curetadas, as lesões grandes podem ser curetadas e preenchidas com lascas de osso e as lesões muito grandes podem ser tratadas por excisão em bloco. O tratamento de um fibroma não ossificante dos maxilares parece ser paralelo ao dos ossos longos; a excisão completa conservadora (ou curetagem) resulta numa cura.

OSTEOBLASTOMA

Jaffe e Mayer descreveram pela primeira vez o osteoblastoma em 1932 quando relataram um caso de um "tumor osteoblástico formador de tecido osteoide" que surgiu no quarto osso metacarpiano de uma mulher de 15 anos. Optaram por utilizar uma terminologia descritiva para delinear esta neoplasia em particular, uma vez que as caraterísticas clínicas e histopatológicas que observaram não tinham sido previamente relatadas. Embora a neoplasia produzisse osteoide em abundância, não apresentava o pleomorfismo celular, células gigantes tumorais ou matriz cartilaginosa caraterísticos do osteossarcoma. Além disso, a neoplasia parecia representar um processo benigno, uma vez que não recidivou nem metastizou durante um período de acompanhamento de 4 anos após a excisão cirúrgica completa.

Três anos após a descrição inicial do que mais tarde seria considerado como o primeiro caso documentado de osteoblastoma, Jaffe descreveu o primeiro caso de "osteoma osteoide". Relatou 5 exemplos de uma neoplasia benigna do osso que partilhavam várias caraterísticas clínicas e radiográficas. Todos os tumores surgiram em adolescentes ou adultos jovens, as neoplasias tinham menos de 1 cm de tamanho e eram bem delineadas radiograficamente, e não recidivaram após excisão cirúrgica. Jaffe reconheceu que o osteoma osteoide demonstrava semelhanças histológicas com o tumor anterior que ele e Mayer descreveram como um "tumor osteoblástico formador de tecido osteoide". Mais importante ainda, concluiu que, se deixado sozinho, um osteoma osteoide pode evoluir para um osteoblastoma. Da mesma forma, se um osteoblastoma fosse detectado numa fase inicial, acreditavam que poderia demonstrar as caraterísticas clínicas e radiográficas de um osteoma osteoide.

Em 1951, Lichtenstein propôs um sistema de classificação para categorizar os tumores primários do osso com base na origem histogenética. Na sua classificação de tumores benignos que demonstram derivação osteoblástica, Lichtenstein colocou um "osteoidosteoma" juntamente com "outros tumores formadores de tecido osteoide". Reservou esta última categoria para o raro tumor ósseo classificado pela "formação de abundante tecido osteoide, grande parte dele não calcificado, num contexto de tecido conjuntivo osteoblástico". Reconheceu que as neoplasias colocadas nesta categoria podem tornar-se bastante grandes, mas não eram invasivas, não metastatizavam e não demonstravam a atipia celular caraterística do osteossarcoma. Considerou que a neoplasia descrita como um "tumor osteoblástico formador de tecido osteoide" por Jaffe e Mayer em 1932 pertencia muito provavelmente a esta categoria.

Três anos mais tarde, Dahlin e Johnson descreveram 11 casos de um distinto tumor primário benigno do osso que apresentava caraterísticas histopatológicas semelhantes às descritas anteriormente por Lichtenstein. Estes autores delinearam ainda as caraterísticas clínicas e radiográficas desta neoplasia. Observaram que estas neoplasias eram muito maiores do que o osteoma osteoide típico e que os sintomas mais comuns eram dor e inchaço. As radiografias revelavam áreas de rarefação ou áreas de esclerose óssea. Devido a estas caraterísticas únicas, Dahlin e Johnson cunharam o termo "osteoma osteoide gigante".

Só em 1956 é que o termo osteoblastoma benigno foi utilizado pela primeira vez. Independentemente, Jaffe e Lichtenstein cunharam este termo para descrever um tumor vascular benigno do osso composto por osteoblastos abundantes que formam osteoide e trabéculas ósseas. Estes autores observaram que a maioria dos osteoblastomas surgia na coluna vertebral ou nos ossos longos e eram classificados por dor e inchaço ou pela presença de uma massa palpável. Embora tenham notado que estas neoplasias eram potencialmente destrutivas a nível local, tendiam a ser bem delineadas radiograficamente e o grau de opacificação correlacionava-se com a quantidade de calcificação observada histologicamente. Além disso, estes autores confirmaram os achados anteriores observados por Jaffe e Mayer e Lichtenstein de que um osteoblastoma pode ser diferenciado de um osteossarcoma porque um osteoblastoma não demonstra pleomorfismo celular, atividade mitótica, células gigantes tumorais ou cartilagem tumoral.

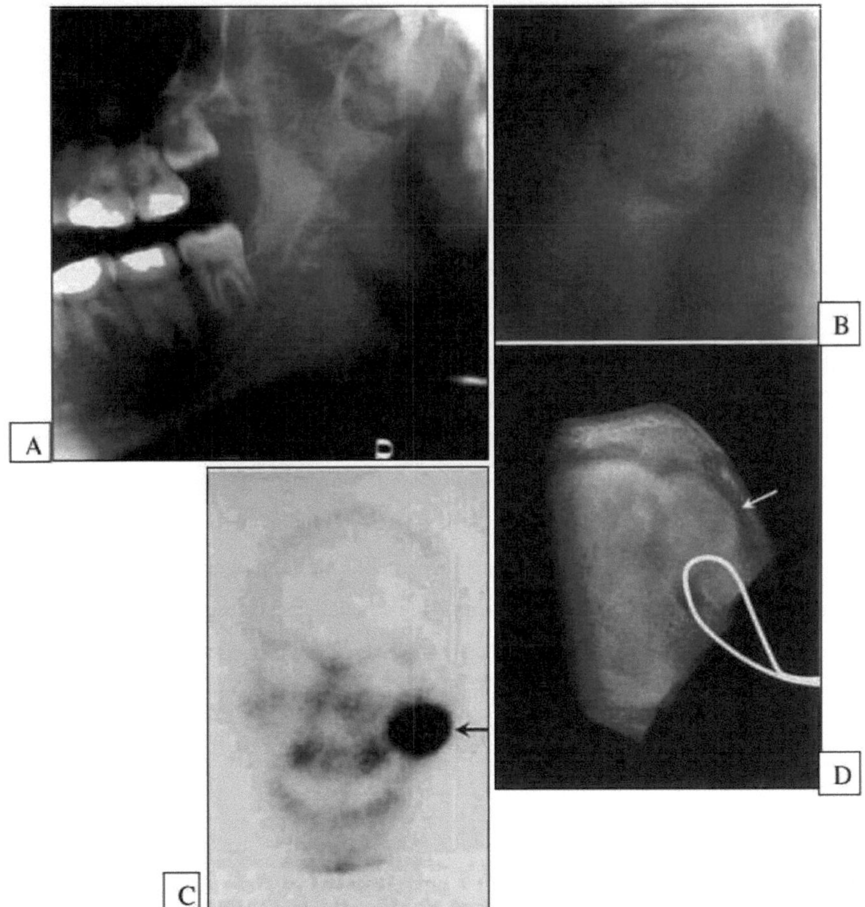

Fig. 30 A, Uma película panorâmica recortada de um osteoblastoma que ocupa o côndilo esquerdo. Note-se o alargamento do côndilo e a presença de uma cápsula de tecido mole envolvendo uma estrutura interna de granulação. **B,** Uma tomografia do côndilo esquerdo. **C,** Uma cintigrafia óssea com tecnécio que demonstra um aumento da atividade óssea no côndilo esquerdo (seta). **D,** Uma radiografia da peça cirúrgica. Note-se o osso granular interno rodeado por uma cápsula de tecido mole (seta).

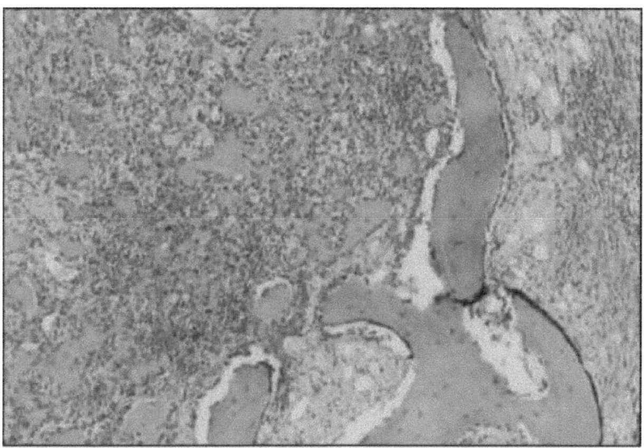

Fig. 31 Osteoblastoma.

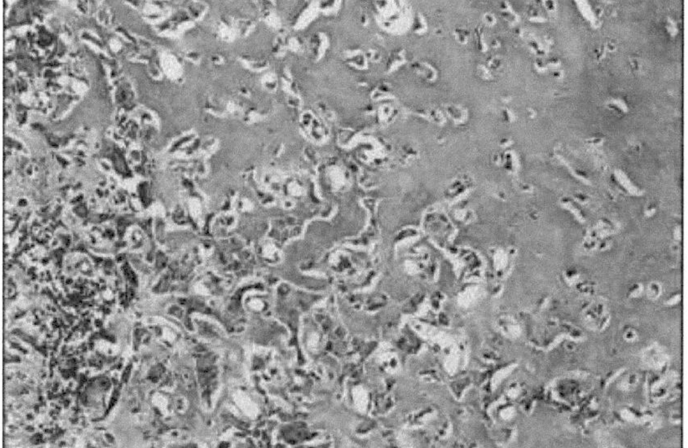

Fig. 32 Osteoblastoma. As caraterísticas microscópicas mostram uma zona periférica larga caraterística de osteoide celular e osso e um nidus central de tecido conjuntivo vascular contendo um número aumentado de osteoblastos e osteoclastos e formação óssea reduzida.

Dos 10 exemplos previamente relatados de osteoma osteoide que surgiram na maxila e na mandíbula, foram observadas várias caraterísticas clínicas e radiográficas que diferem de neoplasias semelhantes descritas em locais extragnáticos. Sete dos 10 pacientes tinham 24 anos de idade ou mais e o paciente mais velho tinha 77 anos de idade. Apenas 3 pacientes tinham 18 anos de idade ou menos. No entanto, na descrição original de 5 casos de osteoma osteoide, o doente mais velho tinha 22 anos de idade. Revisões subsequentes concluíram que a maioria dos casos ocorre em adolescentes e jovens, com uma faixa etária entre os 5 e os 24 anos.

A maioria dos osteomas osteóides que ocorrem em locais extragnáticos estão associados a dor nocturna intensa que é aliviada com aspirina ou outros anti-inflamatórios não esteróides. Embora Jaffe não tenha comentado estes achados clínicos na sua descrição original do osteoma osteoide, esta caraterística clínica única foi desde então mencionada inúmeras vezes na literatura. Curiosamente, dos 10 exemplos relatados de osteoma osteoide que surgem nos maxilares, apenas um relato mencionou que a dor estava associada a uma neoplasia, e esses autores afirmaram que a dor foi aliviada com analgesia. Em 1 caso, os autores afirmaram que o paciente se queixava de dor, mas que esta não era aliviada com anti-inflamatórios não esteroides. Nos outros 8 casos, não foi mencionada a utilização de analgesia para o controlo da dor. O alívio da dor com analgesia é uma caraterística clínica importante do osteoma osteoide de localização extragnática e é frequentemente utilizada para ajudar a diferenciar esta neoplasia do osteoblastoma nestes locais. No entanto, uma revisão dos casos de osteoma osteoide relatados nos maxilares não suporta a necessidade deste parâmetro clínico para estabelecer um diagnóstico.

De acordo com a literatura, um osteoma osteoide deve apresentar um nidus radiográfico com menos de 1 cm, enquanto um osteoblastoma deve medir mais de 2 cm na sua maior dimensão. As neoplasias que medem entre 1 cm. e 2 cm. de tamanho situam-se numa zona arbitrária em que a classificação é determinada pela preferência individual. Infelizmente, as medições mais frequentemente citadas na literatura representam neoplasias localizadas em sítios extragnáticos, sobretudo nos ossos longos e na coluna vertebral. É incerto se estas medidas são úteis para distinguir entre osteoma osteoide e osteoblastoma nos maxilares. Dos 10 casos de osteoma osteoide relatados nos maxilares, apenas 1 caso tinha um nidus com menos de 1 cm de tamanho (0,4 cm) e 2 casos tinham um nidus com mais de 1 cm de tamanho (1,2 cm e 1,5 x 0,7 cm). Em 7 casos, o tamanho radiográfico do nidus não foi indicado. Uma vez que o tamanho radiográfico do nidus é importante para estabelecer o diagnóstico de osteoma osteoide em locais extragnáticos, é surpreendente o facto de este parâmetro radiográfico não ter sido mencionado em 7 dos 10 casos relatados como osteomas osteóides nos maxilares.

É evidente que as caraterísticas clínicas e radiográficas dos osteomas osteóides nos maxilares variam acentuadamente em relação ao que foi descrito para neoplasias semelhantes relatadas noutras localizações. Mesmo entre os casos que surgem nos maxilares, existem poucas semelhanças clínicas e radiográficas. Uma vez que as caraterísticas clínicas e radiográficas do osteoma osteoide que surge nos maxilares são mal delineadas e não são consistentes com as caraterísticas descritas para neoplasias semelhantes em locais extragnáticos, é desconcertante a razão pela qual os autores destes relatórios optaram por descrever as neoplasias como osteoma osteoide em vez de osteoblastoma. Em apoio à utilização do termo "osteoblastoma" para tumores benignos dos maxilares que produzem osteoblastos, Farman et al. afirmaram que "parece aconselhável, de momento, considerar estas neoplasias osteoblásticas dos maxilares como uma entidade única, em vez de utilizar factores de distinção arbitrários, como o tamanho".

Dos 43 exemplos previamente relatados de osteoblastoma que surgem nos maxilares, apenas 2 casos foram relatados como estando associados a outro tipo de patose intra-óssea. Um caso foi acompanhado por um cisto ósseo simples e um caso foi associado a um cisto ósseo aneurismático. No estudo de Jones e colegas sobre osteoblastomas da maxila e mandíbula (2006), todos os 24 casos eram lesões isoladas e não surgiram simultaneamente com outro tipo de patose intra-óssea. Dois dos seus casos surgiram como um crescimento ósseo na superfície periosteal do córtex vestibular ou lingual sem evidência de um processo destrutivo central. Este achado foi descrito duas vezes no passado, uma vez envolvendo a maxila e outra envolvendo a mandíbula. A terminologia preferida nesta situação é "osteoblastoma benigno periosteal".

Propuseram que qualquer neoplasia benigna de diferenciação osteoblástica que surja na maxila ou na mandíbula deve ser designada por osteoblastoma. Acreditam que as lesões que são suficientemente pequenas para serem "qualificadas" como osteoma osteoide dos maxilares representam muito provavelmente a fase inicial de uma proliferação osteoblástica benigna que pode, em última análise, resultar na formação de um osteoblastoma. Devido aos parâmetros clínicos e radiográficos arbitrários que têm sido utilizados para diagnosticar lesões dos maxilares como osteoma osteoide, acreditam que a separação entre osteoma osteoide e osteoblastoma não é prudente ou necessária quando ocorrem na maxila e na mandíbula. Os seus resultados revelam que há mais mulheres representadas nos novos casos de osteoblastoma na maxila e na mandíbula do que nos exemplos anteriormente relatados de osteoblastoma e osteoma osteoide nos maxilares. Além disso, um número significativamente menor de pacientes relatou dor, sensibilidade e/ou desconforto associados às suas neoplasias do que nos exemplos relatados anteriormente. Quando todos os casos são combinados, observa-se uma tendência predominante em que o osteoblastoma ocorre predominantemente no lado esquerdo da mandíbula posterior e está associado a dor, sensibilidade e/ou desconforto. Uma discussão significativa sobre o comportamento biológico do osteoblastoma não pode ser obtida porque só foi possível obter informações de acompanhamento de 9 dos 24 pacientes, apesar de várias tentativas. No entanto, não foi observada qualquer evidência de doença nestes 9 casos em períodos de seguimento que variaram entre 2 meses e 15 anos. Sugerem que sejam relatados casos adicionais para melhor elucidar as caraterísticas clínicas e radiográficas e o comportamento biológico desta neoplasia pouco comum.

O osteoblastoma ocorre em crianças e jovens e encontra-se em muitos ossos diferentes. O nível de fosfatase alcalina está elevado nalguns casos, embora isto não seja uniforme. Os osteoblastomas benignos da mandíbula podem apresentar achados radiográficos que imitam a osteomielite ou uma lesão maligna destrutiva. O processo é predominantemente osteolítico, com graus variáveis de formação óssea e calcificação. O tumor é bem circunscrito, independentemente do seu tamanho ou localização.

Kramer (1967) relatou o primeiro caso, que ocorreu na mandíbula. Outros foram relatados desde então por Anand, Davey e Cohen (1967), Byers (1968), Brady e Browne (1972), Smith (1972), Remagen e Prein (1975) e Miller et al. (1980). Borelo e Sedano relataram um caso na maxila em 1967 sob o nome de *osteoma osteoide gigante*, o termo originalmente usado por Dahlin e Johnson (1954). Kent, Castro e Girotti (1969) e Yip e Lee (1974) também apresentaram casos de osteoblastoma benigno ocorrendo na maxila. A dor era um sintoma importante, embora não fosse grave.

O tratamento do osteoblastoma consiste na excisão cirúrgica; a recorrência é rara.

CEMENTOBLASTOMA BENIGNO (*CEMENTOMA VERDADEIRO*)

Acredita-se que o cementoblastoma benigno seja uma neoplasia verdadeira do cemento dentário (Cherrick et al. , 1974; Gorlin e Goldman, 1970; Pindborg e Kramer, 1971). Embora poucos casos sejam relatados na literatura, há algumas indicações de que este tumor é uma neoplasia comum que não foi reconhecida por muitos investigadores.

PATOGENESE

Várias teorias têm sido propostas para explicar a origem do cementoblastoma benigno. Geralmente aceite como um tumor odontogénico mesenquimal, a derivação precisa do cementoblastoma não é conhecida. A sua origem tem sido atribuída ao tecido conjuntivo do ligamento periodontal e/ou à porção apical do folículo pericoronário (Hamner, Scofield e Cornyn, 1968; Larsson, Forsberg e Sjogren, 1978; Shafer, Hine e Levy, 1974). Muitos autores relataram esta lesão como sendo uma resposta a uma irritação ou a um traumatismo, mas uma análise cuidadosa sugere que estes casos são osteomielite esclerosante ou displasia óssea.

CARACTERÍSTICAS CLÍNICAS

Clinicamente, o cementoblastoma é geralmente caracterizado como uma expansão óssea indolor, envolvendo normalmente a mandíbula e sendo frequentemente detectado durante um exame oral de rotina (Curran e Collins, 1973; Eversole, Sabes, Dauchess, 1973; Kline et al . , 1961). Quando foi relatada dor associada ao cementoblastoma benigno, esta ocorreu principalmente devido a uma infeção secundária. Curran e Collins também relataram que a lesão pode causar dor devido à pressão sobre o conteúdo do canal alveolar inferior. A faixa etária na maioria das séries relatadas varia de 8 a 30 anos, sem predileção aparente por sexo. Cherrick et al. (1974) relataram que a área dos pré-molares inferiores está envolvida em 80% dos casos. Os dentes envolvidos são geralmente vitais, embora os testes de vitalidade com esta lesão sejam, na melhor das hipóteses, pouco fiáveis.

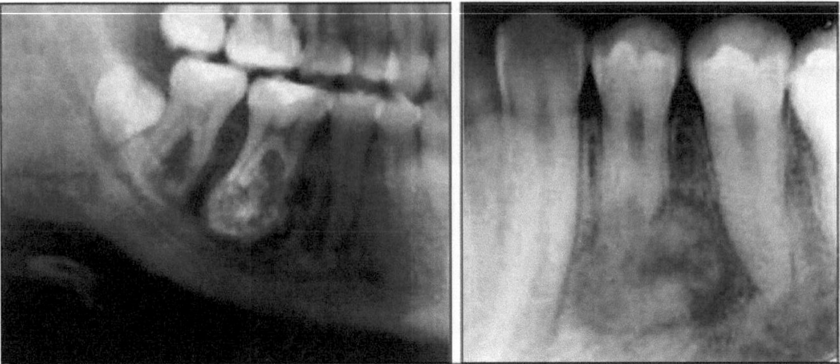

Fig. 33 Um Cementoblastoma. A, Porção de uma radiografia panorâmica mostrando uma massa radiopaca grande e bulbosa associada à porção apical do primeiro molar inferior direito. Uma faixa radiolúcida pode ser vista ao redor da massa, e ocorreu reabsorção radicular das raízes do molar. **B,** uma radiografia periapical de uma lesão associada a um pré-molar.

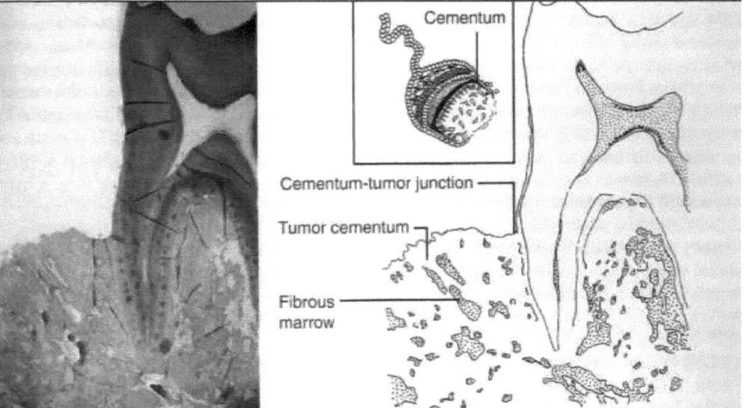

Fig. 34 Fotomicrografia de um molar em que o tecido cementário da lesão é contínuo com o cemento normal da raiz. O tumor recapitula a deposição de cemento durante a formação da raiz na fase tardia da odontogénese (*inset*).

CARACTERÍSTICAS RADIOGRÁFICAS

Radiograficamente, a lesão é classicamente vista como uma radiopacidade solitária, confluente com a raiz do dente (Vindenes, Nilsen e Gilhuus-Moe, 1979). A evidência de reabsorção radicular é frequentemente um achado comum (Fig. 16-35). Existe geralmente uma zona radiolúcida periférica uniforme. A área central pode ter uma aparência de "raio de sol". Eversole, Sabes Dauchess (1973) relataram uma forma imatura do cementoblastoma que apareceu como uma lesão completamente radiolúcida (Fig. 16-36). Eles sugeriram que a lesão pode atingir proporções máximas antes da calcificação, em vez de calcificar centralmente e seguir um curso proliferativo persistente, como sugerido por outros.

CARACTERÍSTICAS PATOLÓGICAS

Em termos gerais, a massa está rodeada por uma cápsula fina e é contínua com o cemento do dente. Microscopicamente, a maior parte da lesão é constituída por uma substância semelhante ao osso ou cemento. Nas áreas periféricas existem normalmente ilhas ou gotículas desta substância semelhante ao cemento contidas num estroma de tecido conjuntivo fibroso. Geralmente, existem também numerosas trabéculas ósseas e "cementóides" que se irradiam perpendicularmente ao centro do tumor; estas apresentam costuras proeminentes de cementoblastos que se encontram no tecido conjuntivo adjacente, alguns dos quais apresentam hipercromatismo ou pleomorfismo. Centralmente, o tecido semelhante a cemento é altamente calcificado e exibe numerosas linhas de repouso e de reversão. Em redor da massa de tecido calcificado existe uma cápsula de tecido conjuntivo fibroso.

CONSIDERAÇÕES CIRÚRGICAS

O cementoblastoma benigno é considerado uma neoplasia verdadeira com uma capacidade de crescimento ilimitada. Sonneson (1950) relatou um caso em que o tumor atingiu um tamanho de 6 x 3,5 cm. A maioria dos investigadores não registou qualquer recorrência após o tratamento. Nas lesões maiores, a enucleação e a curetagem do tumor seguem a extração do dente. As lesões pequenas são geralmente tratadas com a extração do dente agressor. No entanto, Agazzi e Belloni (1953) relataram um caso em que a massa era tão grande que exigia uma ressecção maxilar parcial.

OSTEOSARCOMA

Embora o osteossarcoma seja a mais comum das neoplasias malignas primárias do osso, continua a ser um tumor relativamente raro e é menos comum nos maxilares do que em muitos outros ossos. Na série de 295 tumores da maxila e do antro de New e Cabot, 9 eram fibrossarcomas ou osteossarcomas. Dezassete dos 323 tumores dos maxilares de Geschickter (1935) eram osteossarcomas. Richards e Coleman (1957) pesquisaram a literatura e encontraram 50 casos relatados como osteossarcoma, mas apenas dezassete estavam suficientemente documentados para permitir a confirmação do diagnóstico. Relatos e séries de casos posteriores (Garrington e colegas, 1967; Potdar, 1970) indicam que, nos últimos anos, foram reconhecidos mais exemplos apreciáveis de tumores dos maxilares.

CARACTERÍSTICAS CLÍNICAS

O osteossarcoma ocorre geralmente em jovens, normalmente entre os 10 e os 30 anos de idade, embora por vezes sejam afectados doentes mais velhos, até aos 50 ou 60 anos de idade ou mais. Kragh, Dahlin e Erich (1958) encontraram uma maior incidência etária na sua série de 44 tumores dos maxilares e dos ossos faciais, sendo a idade média um pouco superior a 33 anos. Garrington e colegas (1967), na sua análise de 56 casos de osteossarcoma dos maxilares, verificaram que a incidência média por idade era cerca de uma década mais tardia do que no caso do osteossarcoma noutros ossos, o que também se verificou na série de Potdar.

O osteossarcoma ocorre mais frequentemente na extremidade inferior do fémur, sendo outros locais comuns as extremidades superiores da tíbia, do úmero e do perónio. No entanto, qualquer osso pode ser afetado. Nos maxilares, os tumores mandibulares são mais comuns do que os maxilares. O tumor apresenta-se como uma tumefação que aumenta rapidamente e é acompanhada de dor, dormência do lábio e do queixo devido ao envolvimento do nervo alveolar inferior pelos tumores mandibulares, limitação dos movimentos, deslocação e afrouxamento dos dentes e, no caso dos tumores maxilares, obstrução nasal e pressão sobre o olho. A ulceração da pele e da mucosa oral ocorre apenas nas fases tardias. Obtém-se frequentemente uma história de traumatismo anterior, mas aqui como noutros locais a questão da relação causal permanece em aberto.

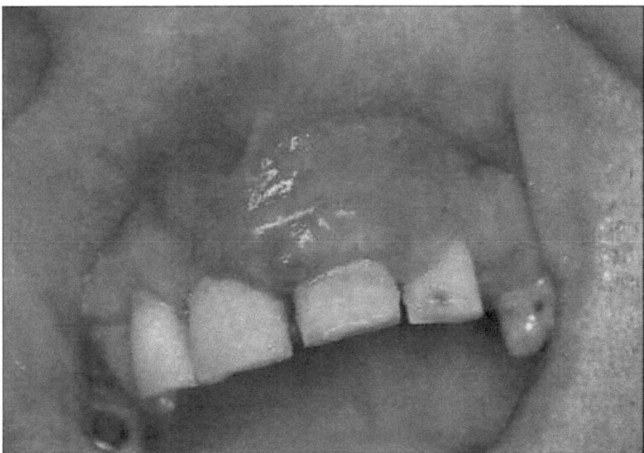

Fig. 35 Osteossarcoma do maxilar superior que se apresenta como uma tumefação dura.

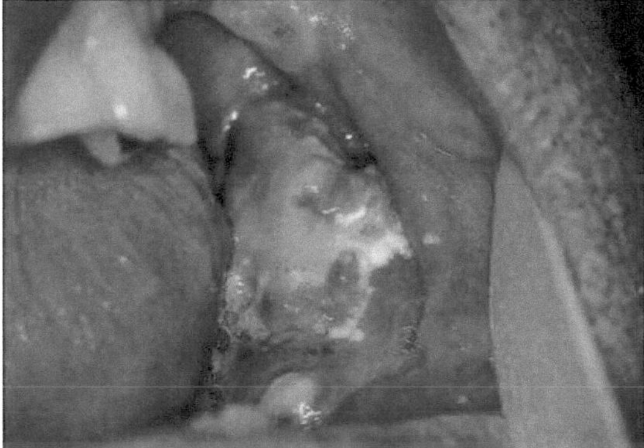

Fig. 36 Osteossarcoma da mandíbula apresentando-se como uma massa exofítica.

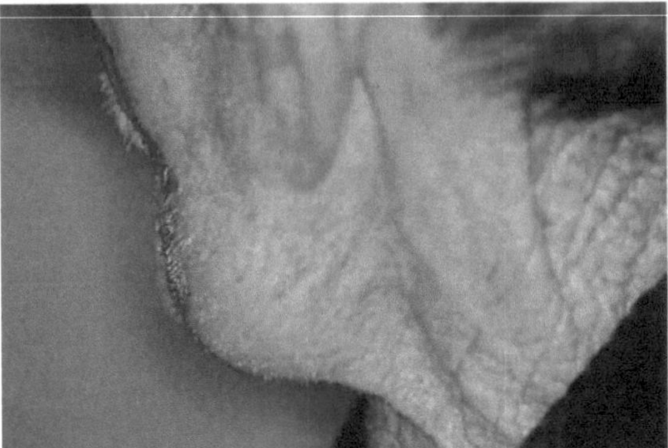

Fig. 37 Osteossarcoma da mandíbula que se apresenta como uma tumefação dura no ângulo da mandíbula.

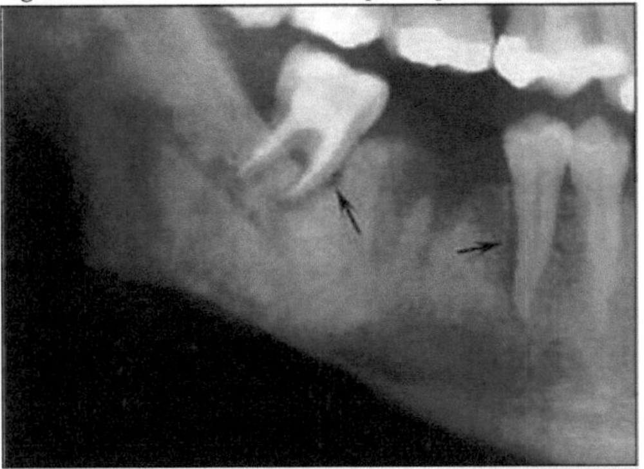

Fig. 38 Imagem panorâmica recortada de um osteossarcoma que ocupa o corpo da mandíbula direita. Note-se os espaços ligamentares alargados (*setas*) e que a densidade da mandíbula na região do primeiro molar é maior do que o normal devido à formação óssea anormal do tumor.

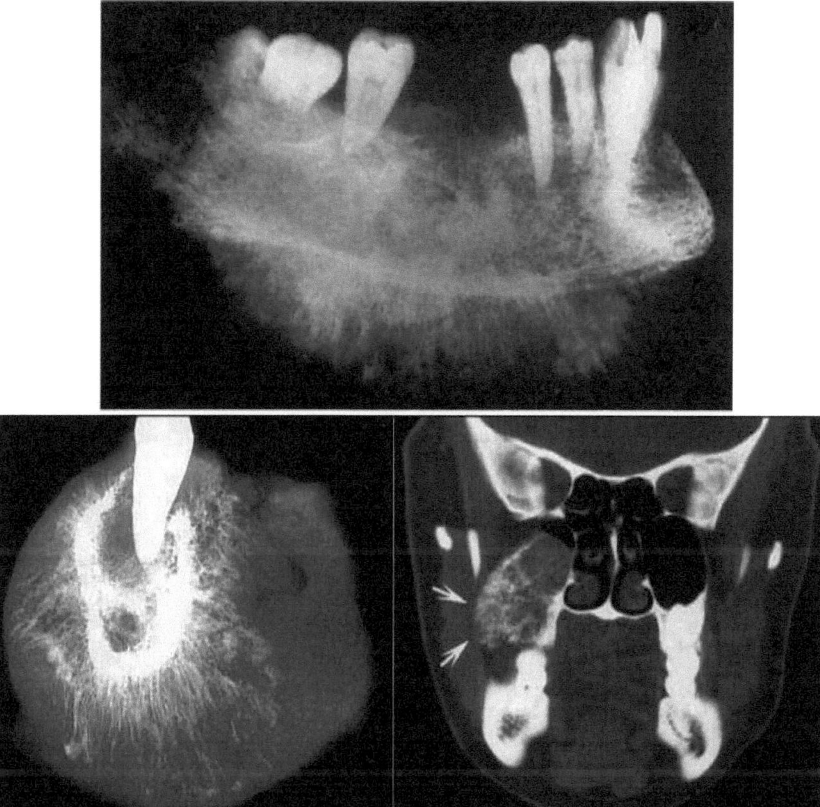

Fig. 39 A e **B,** Radiografias de uma mandíbula ressecada de um homem de 25 anos com osteossarcoma, mostrando espículas de raio de sol. **C,** Imagem coronal de TC de um osteossarcoma do maxilar; note-se a formação óssea especulada que se estende lateralmente a partir do maxilar (*setas*).

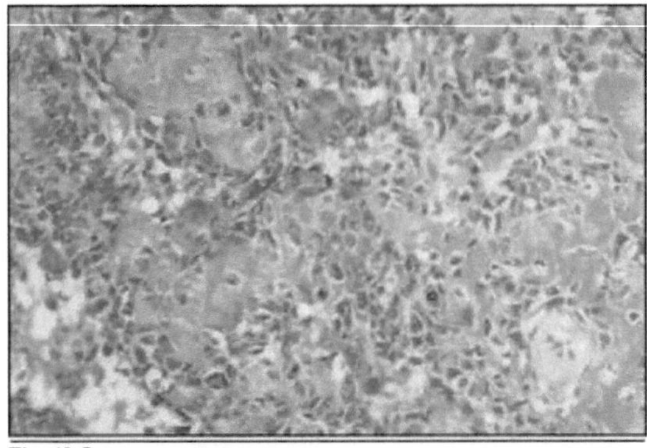

Fig. 40 Osteossarcoma.

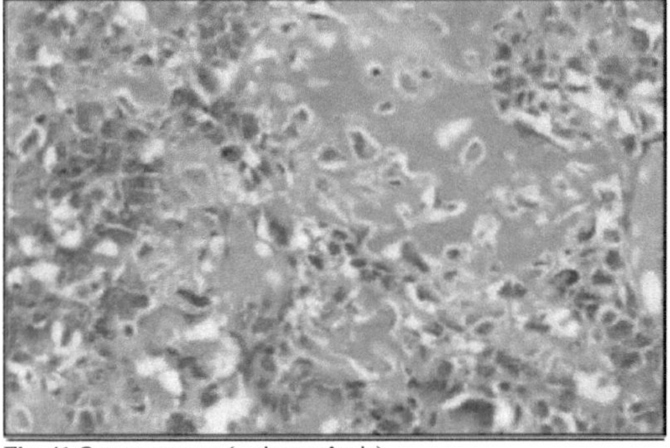

Fig. 41 Osteossarcoma (maior potência).

O aspeto radiológico do osteossarcoma é variável. Nos chamados tipos de crescimento esclerosante, forma-se muito osso tumoral e a radiografia mostra evidência de formação óssea excessiva, por vezes com um aspeto de "raio de sol". Isto deve-se à formação de lâminas de osso depositadas de forma radiante à volta da periferia da lesão. Embora este sinal radiológico seja bem conhecido, nem sempre está presente no osteossarcoma e pode, de facto, ser visto noutras condições. Nos tumores que são predominantemente osteolíticos, as aparências são quase inteiramente as de uma área de destruição óssea. No entanto, é frequentemente observada uma combinação destes aspectos, com áreas de radiolucência e radiopacidade intercaladas. As placas corticais do osso são inicialmente expandidas e depois perfuradas. Garrington e colegas (1967) observaram que o alargamento simétrico da membrana periodontal em torno de um ou mais dentes pode ser um sinal precoce de osteossarcoma, aparecendo antes de quaisquer outras alterações radiográficas serem evidentes.

PATOLOGIA

O osteossarcoma tem sido tradicionalmente classificado como medular ou periosteal, dependendo do local de origem no osso afetado. No entanto, é normalmente impossível fazer essa distinção em material patológico, uma vez que, na altura do tratamento cirúrgico, o tumor já se infiltrou geralmente na área afetada do osso, incluindo o periósteo, e invadiu os tecidos moles. Microscopicamente, foram reconhecidos os tipos de crescimento esclerosante e osteolítico, de acordo com o grau de formação ou destruição de osso novo, e também foram descritos os tipos fibroblástico, telangiectásico, osteoblástico e condroblástico. O valor desta subdivisão histológica é problemático, uma vez que existe pouca correlação com o prognóstico, mas indica a variabilidade do padrão celular que pode ser encontrado.

O que emerge dos muitos estudos clínico-patológicos e das tentativas de correlacionar o quadro histológico com a evolução clínica e o prognóstico é que, apesar de toda a variabilidade celular, a caraterística essencial do osteossarcoma é a formação de osso tumoral por osteoblastos malignos. Estes osteoblastos neoplásicos têm uma forma fusiforme ou poliédrica, são geralmente maiores do que os osteoblastos normais e apresentam hipercromatismo e pleomorfismo nuclear. As mitoses podem ou não ser frequentes. O número de células tumorais é variável. Podem rodear mais ou menos as trabéculas do osso recém-formado, tal como os osteoblastos normais se relacionam com as trabéculas ósseas normais, embora isto seja pouco frequente, ou podem ser tão numerosas que tornam o tumor quase inteiramente celular. Nestes casos, em que as células tumorais tendem a ter uma forma fusiforme, o fibrossarcoma pode ser muito semelhante, mas, normalmente, pode encontrar-se alguma formação óssea tumoral, mesmo que em quantidades muito reduzidas. O osso tumoral recém-formado é muito variável em quantidade e em estrutura, formando massas de tecido osteoide e ósseo, com os osteoblastos irregularmente distribuídos. Nos chamados crescimentos condroblásticos, pode estar presente muita cartilagem, mas também aqui se encontra, pelo menos, alguma formação óssea maligna. Nos tipos de crescimento telangiectásico estão presentes numerosos vasos sanguíneos grandes e mal formados.

Para além do fibrossarcoma e do condrossarcoma, a displasia fibrosa é a outra condição que tem de ser tida em conta no diagnóstico histológico do osteossarcoma. Por vezes, estas lesões são muito celulares, especialmente em doentes jovens, mas o tecido fibroso da lesão, apesar da celularidade, e o osteoide e o osso que se desenvolvem a partir dele, não apresentam quaisquer sinais histológicos de malignidade. O sarcoma desenvolveu-se em ligação com displasia fibrosa em vários ossos, geralmente após radioterapia.

O nível sérico de fosfatase alcalina pode estar aumentado em doentes com osteossarcoma e o próprio tecido tumoral pode apresentar um elevado teor de fosfatase alcalina.

Osteossarcoma parosteal

Trata-se de um tipo de osteossarcoma raro, mas especial, que merece uma atenção especial, uma vez que o prognóstico é muito melhor do que o do osteossarcoma do tipo habitual. Tal como o nome indica, o tumor cresce a partir da superfície externa de um osso e consiste em trabéculas ósseas bem formadas num estroma fibrocelular. Este estroma fibroblástico também é bem diferenciado, mas não contém células que apresentem hipercromatismo nuclear e mitoses, embora estas nem sempre sejam numerosas. O osteossarcoma parosteal cresce lentamente e metastatiza tardiamente. Um tumor mandibular deste tipo foi relatado por Hoffman (1966).

Osteossarcoma extra-esquelético

O osteossarcoma pode, muito raramente, desenvolver-se nos tecidos moles como um crescimento extra-ósseo. Um tumor deste tipo no lábio foi registado por Parsons e Henthorne (1944).

Relação com doença óssea pré-existente

A doença de Paget pré-existente é responsável por uma série de casos de osteossarcoma em doentes idosos. De acordo com Willis (1967), entre 5 e 10 por cento dos doentes com esta doença acabam por desenvolver osteossarcoma ou outros sarcomas no osso. No entanto,

Poretta, Dahlin e Janes (1957) encontraram uma incidência de apenas 0,9 por cento de sarcoma que se sobrepõe à doença de Paget nos casos da Clínica Mayo. Embora a doença de Paget afecte os maxilares não raramente, o desenvolvimento de osteossarcoma em lesões dos maxilares é muito raro e os poucos casos relatados envolveram a mandíbula (Karpawich, 1958; Wilner e Sherman, 1965; Rosenmertz e Schare, 1969).

O osteossarcoma pós-radiação pode ocorrer nos maxilares. O osso pode ter sido normal no início do tratamento, tendo a radiação sido administrada para uma lesão dos tecidos moles, como o carcinoma gengival (Cruz, Coley e Stewart, 1957), a actinomicose cervicofacial (Jones, 1953) ou quelóides (Sabanas e colegas, 1956; Kragh e colegas, 1958) ou pode ter havido uma lesão no próprio osso. Assim, o osteossarcoma seguiu-se ao tratamento por radiação da displasia fibrosa e do granuloma reparador de células gigantes (Cahan e colegas, 1948; Sabanas e colegas, 1956). O intervalo entre a radiação e o aparecimento do osteossarcoma tem variado entre 6 e 21 anos.

Estes poucos casos indicam que a incidência de sarcoma pós-radiação é muito baixa nos maxilares (tal como noutros ossos), tendo em conta a extensão em que a radiação tem sido utilizada no tratamento de lesões ósseas e de lesões dos tecidos moles que envolvem a radiação acidental do osso normal adjacente. Talvez, como referem Cahan e colegas, poucos doentes com cancro da boca, dos maxilares e do pescoço sobrevivam o tempo suficiente para que se desenvolvam sarcomas pós-radiação. É evidente que a radioterapia não deve ser normalmente utilizada para lesões benignas.

É de notar aqui que, embora um caso de fibrossarcoma da mandíbula após irradiação de um carcinoma da gengiva tenha sido relatado por Kaae e Glahn (1949), não foram registados outros tipos de neoplasia, para além de osteossarcomas, nos maxilares após radiação. É interessante notar, a este respeito, que Rushton e colegas (1961) conseguiram produzir osteossarcomas nos maxilares de coelhos através da administração de^{90} Sr, mas não surgiram tumores nos tecidos dentários.

COMPORTAMENTO

O osteossarcoma é um tumor altamente maligno. As metástases ocorrem numa fase inicial e a taxa de sobrevivência de cinco anos situa-se apenas entre 10 e 20 por cento. As metástases ocorrem geralmente nos pulmões, mas podem ser encontradas noutros órgãos, incluindo o cérebro, e noutros ossos.

Nos maxilares, o prognóstico é melhor do que noutros ossos. Kragh, Dahlin e Erich encontraram uma taxa de sobrevivência de cinco anos de pelo menos 25%, em comparação com 19% numa série de osteossarcoma que excluía os maxilares (Coventry e Dahlin, 1957). Pensaram que este melhor prognóstico poderia dever-se à disseminação sistémica mais tardia apresentada pelos tumores dos maxilares e a um grau médio relativamente baixo de malignidade histológica. Um melhor prognóstico para os tumores da mandíbula também foi registado por Garrington e colegas, que encontraram uma taxa de sobrevivência de 35% em cinco anos em 34 doentes. O prognóstico para os tumores da mandíbula foi considerado em todas as séries como sendo a situação dos primeiros (Gomez, Youmans e Chambers, 1960).

CONDROBLASTOMA

O condroblastoma é um tumor ósseo raro, geralmente benigno, que representa cerca de 1% de todos os tumores ósseos. Em 1931, Codman classificou-o como uma variante condromatosa dos tumores de células gigantes, quando descreveu estas lesões no úmero proximal. Uma década mais tarde, Jaffe e Lichtenstein (1942) renomearam o tumor de Codman como condroblastoma benigno para enfatizar a génese condroblástica da lesão e para o distinguir do clássico tumor de células gigantes do osso.

FISIOPATOLOGIA

Foram propostas várias teorias relativamente à origem dos condroblastomas. Mii e colegas (1994) descreveram os resultados do exame ultra-estrutural de condroblastomas. Os seus estudos mostraram precipitados subcelulares contendo cálcio que são semelhantes aos observados nos condrócitos. Com base nestes resultados, os autores concluíram que os tumores são de origem condrogénica. Aigner e colegas (1999), no entanto, notaram a presença de colagénio tipo I contendo matriz osteoide e a ausência de verdadeira produção de matriz de cartilagem. Consideraram que o termo condroblastoma era um termo incorreto e acreditavam que o tumor deveria ser reclassificado como uma neoplasia formadora de osso.

Os condroblastomas ocorrem tipicamente nas epífises dos ossos longos tubulares. As epífises femoral distal e tibial proximal são as mais frequentemente envolvidas, seguidas pelo úmero proximal, onde surgem aproximadamente 18% dos condroblastomas.

FREQUÊNCIA

Estados Unidos

O condroblastoma representa aproximadamente 1% de todos os tumores ósseos.

Internacional

A incidência internacional não é referida na literatura atual

MORTALIDADE/MORBILIDADE

Os doentes com condroblastoma benigno podem limitar as suas actividades devido à dor. Os condroblastomas malignos, que podem ocorrer muitos anos após a lesão original (mesmo na ausência de radiação), são extremamente raros e estão associados a um mau prognóstico.

RAÇA

Não é reconhecida qualquer predileção racial.

SEXO

O rácio entre homens e mulheres é de 2:1 na maioria das séries.

IDADE

Aproximadamente 92% dos doentes que apresentam condroblastoma têm menos de 30 anos. No entanto, tem sido relatado que os condroblastomas surgem em doentes tão jovens como 2 anos e tão velhos como 83 anos. Em várias grandes séries, a maioria dos doentes foi diagnosticada na segunda década de vida.

HISTÓRIA

A dor é o sintoma de apresentação mais comum. Normalmente, é ligeira e gradualmente progressiva e, inicialmente, pode ser atribuída a uma lesão menor. Se a lesão for justa-articular, o doente pode queixar-se de inchaço da articulação ou de diminuição da amplitude de movimentos. Normalmente, não há sintomas constitucionais. Na sua série de 70 doentes, Turcotte e colegas (1993) verificaram que a duração média dos sintomas em doentes com condroblastoma era de 20 meses.

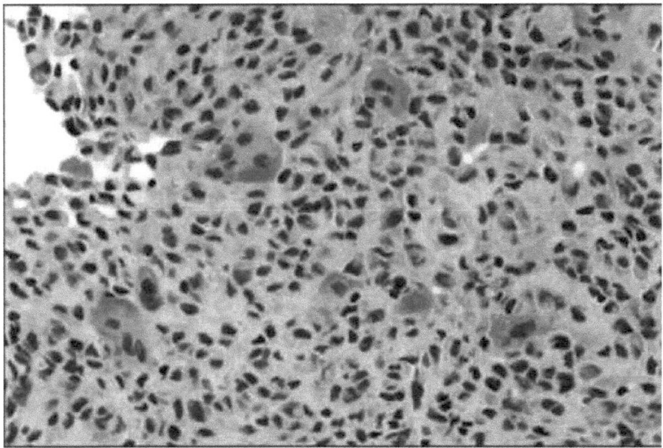

Fig. 42 Condroblastoma.

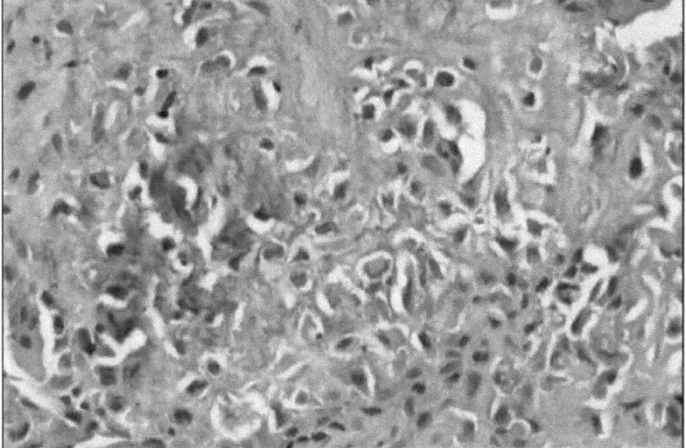

Fig. 43 Fotomicrografia de condroblastoma demonstrando calcificações em forma de fio de galinha.

EXAME FÍSICO

O exame físico é marcado por uma sensibilidade localizada na maioria dos doentes. O inchaço dos tecidos moles, a massa ou o derrame articular estão presentes em cerca de 20% dos casos. A atrofia muscular ou a diminuição do movimento articular é menos comum.

CAUSAS

Não são conhecidos factores de risco para o condroblastoma. Há relatos de anomalias nos cromossomas 5 e 8 (Swarts et al. ,1998), bem como de mutações no p53 (Ostrowski et al. , 1999), em doentes com condroblastoma. Sjögren e colaboradores (2004) efectuaram uma análise citogenética de tumores benignos e malignos da cartilagem e, embora não tenham observado anomalias cariotípicas consistentes, verificaram pontos de quebra recorrentes em 2q35, 3q21-23 e 18q21.

DIAGNÓSTICO DIFERENCIAL

Fibroma condromixoide

Condrossarcoma

Tumor de células gigantes

OUTROS PROBLEMAS A TER EM CONTA

Os fibromas condromixoides, que se encontram em doentes do mesmo grupo etário em que se encontram os condroblastomas, podem imitar estes últimos radiográfica e microscopicamente. Ambos os tipos de lesões tendem a apresentar áreas líticas bem circunscritas nas radiografias, áreas microscópicas de cartilagem imatura e células gigantes e edema perilesional da medula óssea no exame de ressonância magnética (RM). No entanto, os fibromas condromixoides surgem mais frequentemente na metáfise ou metadiáfise do que na epífise (onde se localizam 90% dos condroblastomas), são desprovidos de calcificação e têm um padrão de organização mixoide e pseudolobular caraterístico, bem como células estreladas mais pleomórficas.

Os tumores de células gigantes do osso também podem imitar o condroblastoma, uma vez que a localização epifisária e as caraterísticas histológicas podem ser bastante semelhantes. No entanto, os primeiros são quase exclusivamente observados em doentes com maturidade esquelética, enquanto o condroblastoma tende a surgir em doentes com imaturidade esquelética. Para além disso, o epicentro de um tumor de células gigantes situa-se na metáfise. No exame histológico, os tumores de células gigantes têm células alongadas que se encontram agrupadas, em contraste com as células redondas ou poligonais do condroblastoma. As calcificações e a matriz condroide também estão ausentes nos tumores de células gigantes.

O granuloma eosinofílico é uma lesão encontrada em pacientes jovens que pode aparecer, em raros casos, como uma lesão epifisária radiolúcida semelhante ao condroblastoma. No entanto, o exame microscópico revela um conjunto mais heterogéneo de células, incluindo histiócitos, granulócitos e eosinófilos. Por fim, o condrossarcoma de células claras pode ter caraterísticas que se sobrepõem às do condroblastoma, mas a presença de células grandes com citoplasma claro abundante e núcleos vesiculares, bem como colagénio de tipo II e condrócitos malignos, deve distinguir este tumor. Tipicamente, o condrossarcoma de células claras é um tumor epifisário da idade adulta.

ESTUDOS LABORATORIAIS

Os estudos laboratoriais não são rotineiramente úteis na investigação de doentes com condroblastoma.

ESTUDOS IMAGIOLÓGICOS

- Devem ser obtidas radiografias regionais adequadas em doentes com suspeita de condroblastoma.
- Uma cintilografia óssea pode ser útil para avaliar a atividade biológica de uma lesão; pode também ajudar a localizar outras regiões de envolvimento da doença que podem resultar de outras entidades que não um condroblastoma ou da ocorrência rara de condroblastomas multifocais.
- A RM deve ser efectuada se existirem dúvidas quanto ao diagnóstico ou aos limites da lesão, incluindo extensão perilesional dos tecidos moles ou edema (Weatherall et al. , 1994; Jee et al. , 1999).
- A tomografia computorizada (TC) pode ser útil para definir a extensão da lesão no osso, especialmente se o osso estiver numa área anatomicamente mais complexa, como a mão, o pé ou a coluna vertebral.
- Ocasionalmente, podem ocorrer metástases pulmonares benignas (Jambhekar, Desai e Chitale, 1998) com condroblastoma; por conseguinte, deve ser efectuada uma radiografia do tórax. A tomografia computorizada (TC) do tórax pode ser utilizada para avaliar melhor quaisquer áreas suspeitas. Estas lesões pulmonares são ressecáveis e curáveis.

PROCEDIMENTOS

Se não houver suspeita de malignidade com base nas caraterísticas clínicas e radiográficas, pode obter-se tecido para diagnóstico aquando do tratamento cirúrgico da lesão, não sendo necessária uma biopsia prévia. No entanto, a confirmação histológica por secção congelada deve ser procurada antes de se proceder ao tratamento definitivo. Se a lesão parecer atípica em estudos imagiológicos adequados, deve ser efectuada uma biopsia por agulha (Fanning et al. , 1990) ou incisional antes de se iniciar o tratamento definitivo.

ACHADOS HISTOLÓGICOS

Os condroblastomas são tumores lobulados que consistem em tecido mole rosa-acinzentado misturado com tecido condroide azulado e calcificações. As lesões podem ter muitas áreas císticas hemorrágicas.

Os tumores são compostos por placas de condroblastos mononucleares neoplásicos com citoplasma eosinofílico e núcleos estriados. Entre as células mononucleares estão intercaladas células gigantes semelhantes a osteoclastos. A matriz condroide é tipicamente cor-de-rosa; em raras ocasiões, está presente a matriz basófila observada na cartilagem hialina. Alguns condroblastomas podem ter um componente de células fusiformes, que representam células mononucleares fusiformes ou células reparadoras de origem fibroblástica. Um dos achados mais caraterísticos no exame histológico dos condroblastomas é a deposição linear de calcificação em torno de condroblastos individuais, criando um padrão de fio de galinha. A calcificação pode ser tão extensa que os condrócitos na área não são viáveis. Em secções com condroblastos bem preservados, podem ser observadas mitoses, mas as mitoses atípicas não estão presentes no condroblastoma benigno.

As alterações císticas nos condroblastomas são comuns (Mermelstein, Friedlaender e Katz, 1997). Algumas representam quistos ósseos aneurismáticos secundários, que são encontrados em 20-25% de todos os doentes com condroblastomas. Outros quistos são preenchidos com líquido seroso e dividem-se em espaços uniloculares ou multiloculares. Quando estes outros quistos estão presentes, os tumores são designados por condroblastomas quísticos. Inicialmente, havia a preocupação de que os condroblastomas quísticos tivessem uma taxa de recorrência muito mais elevada do que os condroblastomas típicos, mas relatórios posteriores não confirmaram esta teoria. Os achados histológicos menos frequentes são a atipia celular com alargamento e irregularidade dos núcleos dos condroblastos (ocorrendo em 30% dos casos); hemossiderina (em 25% dos casos); permeação da cortical circundante e dos tecidos moles (em 5% dos casos); áreas mixóides (em 2% dos casos); e invasão vascular (em 1% dos casos).

Ocasionalmente, a imunocoloração pode ser útil para confirmar o diagnóstico de condroblastoma. A proteína S-100 é fortemente positiva nas células mononucleares, embora esteja ausente nas células gigantes multinucleadas e esteja presente apenas focalmente em tumores com um grande componente cístico. Os condroblastomas também são positivos para a vimentina. A coloração de reticulina revela um padrão em favo de mel.

TRATAMENTO

Cuidados médicos

A radioterapia tem sido utilizada no tratamento do condroblastoma, mas não tem essencialmente qualquer papel atual no seu tratamento. A quimioterapia não foi registada no tratamento da doença.

Cuidados cirúrgicos

Nenhuma evidência sugere que o condroblastoma se resolva espontaneamente, pelo que o tratamento cirúrgico está indicado. O procedimento cirúrgico mais comum utilizado para o condroblastoma é a curetagem, com ou sem enxerto ósseo de auto-enxerto ou aloenxerto. Outras opções, utilizadas com menor frequência, incluem a substituição do enxerto ósseo por polimetilmetacrilato ou implante de gordura, tratamento da lesão curetada com cauterização química (fenol), crioterapia com nitrogénio líquido, ressecção marginal e ressecção ampla.

CONDROBLASTOMA BENIGNO

(*Tumor epifisário condromatoso de células gigantes; tumor de Codman*)

O condroblastoma benigno do osso, designado por Jaffe e Lichtenstein em 1942, mas descrito anteriormente por Ewing em 1928 e Codman em 1931, é uma entidade distinta que envolve normalmente ossos longos, mas que por vezes ocorre nos ossos do crânio. De uma série de 30 tumores deste tipo que envolviam os ossos do crânio e da face, analisados por Bertoni e colaboradores (1987), 21 tinham ocorrido na parte lateral do osso temporal, 6 na mandíbula, 1 no osso parietal e 2 na região que incluía o osso temporal e a mandíbula. No entanto, a revisão de Al-Dewachi e colegas (1980) de 13 desses tumores cranianos incluiu também um caso da maxila.

CARACTERÍSTICAS CLÍNICAS

Este tumor ósseo central primário benigno ocorre predominantemente em pessoas jovens, quase 90% de uma série de 69 casos relatados por Schajowicz e Gallardo (com idades compreendidas entre os cinco e os 25 anos). Foram relatados achados idênticos numa série de 125 casos por Dahlin e Ivins (1972). Os homens são mais afectados do que as mulheres, normalmente numa proporção de cerca de 2 para 1. A grande maioria dos casos envolve os ossos longos dos membros superiores e inferiores. No entanto, foram relatados casos envolvendo o côndilo mandibular por Goodsell e Hubinger (1964) e por Dahlin e Ivins (1972), enquanto um caso envolvendo o maxilar anterior de uma rapariga de 13 anos foi relatado por Al-Dewachi e seus associados (1980). Além disso, um condroblastoma extraesquelético da orelha foi relatado por Kingsley e Markel (1971).

CARACTERÍSTICAS HISTOLÓGICAS

O tumor é composto por células poliédricas relativamente uniformes, bem compactadas, com focos ocasionais de matriz condroide. Pode ser encontrada uma dispersão de células gigantes multinucleadas, geralmente associada a áreas de hemorragia, necrose ou calcificação do material condroide. A formação de osso e osteoide também ocorre e, tal como salientado por Gravanis e Giansanti (1971), é provavelmente mais comum do que é geralmente aceite. Além disso, casos ocasionais apresentam caraterísticas histológicas que se sobrepõem às do fibroma condromixoide do osso.

TRATAMENTO

A excisão cirúrgica conservadora é o tratamento geralmente aceite, embora a recorrência não seja invulgar. Numa série de 25 casos relatados por Huvos e colaboradores (1972), foi encontrado um quisto ósseo aneurismático enxertado na lesão óssea primária em 6-24% dos casos, e a taxa de recorrência foi mais elevada neste grupo do que no grupo sem quistos aneurismáticos associados.

DISCUSSÃO

As lesões de células gigantes da região orofacial incluem principalmente o granuloma reparador de células gigantes, o tumor castanho do hiperparatiroidismo, o verdadeiro tumor de células gigantes, o querubismo e o quisto ósseo aneurismático. Podem possuir caraterísticas histológicas que tornam certos tipos indistinguíveis uns dos outros. Isto é especialmente verdade para o granuloma reparador de células gigantes e o tumor castanho. Tendo em conta estas duas lesões, é necessário efetuar testes para detetar as anomalias bioquímicas do hiperparatiroidismo para estabelecer um diagnóstico definitivo. Em conjunto, estas lesões constituem um diagnóstico diferencial radiográfico para as lesões expansivas e destrutivas dos ossos maxilares. Além disso, podem mimetizar radiograficamente entidades mais comuns, como os tumores odontogénicos e as doenças fibro-ósseas.

GRANULOMA DE CÉLULAS GIGANTES

Anteriormente designado granuloma reparador de células gigantes, esta lesão não é uma verdadeira neoplasia, mas representa provavelmente uma reação reparadora a uma lesão traumática (Jaffe, 1953). No entanto, a história de lesão não é frequentemente obtida do doente; consequentemente, a etiologia traumática desta massa tem sido questionada (Batsakis, 1979). O termo "granuloma de células gigantes" tem sido sugerido como sendo mais apropriado (Batsakis, 1979).

A lesão ocorre em duas formas clínicas: o tipo periférico ou de tecidos moles, mais comum, e o tipo central ou endosteal (Batsakis, 1979). Ambas as formas podem, de facto, representar diferentes manifestações clínicas da mesma lesão patológica. O tipo periférico envolve a gengiva e a mucosa alveolar e raramente tem erosão óssea associada. O tipo central envolve mais frequentemente a mandíbula do que a maxila, mas também foi registado nos ossos etmoide, esfenoide e temporal (Hirschl e Katz, 1974). O tipo central não mostra uma predileção clara com base no género do doente, mas ocorre principalmente em indivíduos entre os 10 e os 20 anos de idade. Esta lesão localiza-se geralmente antes do primeiro dente molar (Waldron e Shafer,

1966); frequentemente, um dente foi recentemente extraído de um doente assintomático (Bernier, 1959). O tipo periférico surge principalmente em mulheres com mais de 20 anos de idade.

Histologicamente, as células gigantes estão mais densamente concentradas em torno de áreas de hemorragia e espaços vasculares relacionados. O estroma é ricamente vascularizado e a quantidade de tecido fibroso presente parece excessiva para a reparação de qualquer lesão local (Batsakis, 1979; Hirschl e Katz, 1974). Raramente, algumas lesões aparecem clinicamente estáticas e contêm tecido fibroso com áreas dispersas de formação óssea. Pode ser impossível diferenciá-las radiograficamente das lesões fibro-ósseas histologicamente diferentes. O tipo central de lesão requer curetagem cirúrgica ou excisão (Hirschl e Katz, 1974).

TUMOR CASTANHO

Na cabeça e no pescoço, as lesões tendem a desenvolver-se na mandíbula e na maxila. Com o hiperparatiroidismo, o aumento da produção da hormona paratiroide inicia a proliferação fibroblástica e a atividade osteoclástica que podem causar lesões ósseas difusas ou focais. Na forma difusa, ocorre uma rarefação generalizada e, ocasionalmente, uma expansão do esqueleto (osteíte fibrosa cística). Na forma focal, as áreas de formação excessiva de células gigantes produzem tumores castanhos (Waldron e Shafer, 1966; Steinberg et al, 1961), assim designados devido ao tecido hemorrágico acastanhado que preenche essas massas. A diferenciação histológica entre o tumor castanho e o granuloma de células gigantes pode ser impossível; como resultado, podem ter de ser avaliadas as anomalias bioquímicas associadas ao hiperparatiroidismo. Com o tratamento da doença subjacente, os pequenos tumores castanhos geralmente curam completamente (Steinbach et al, 1961), no entanto, podem ser preenchidos com áreas de osso regenerado e tecido fibroso e, radiograficamente, assemelham-se a lesões fibro-ósseas.

Os tumores castanhos ocorrem geralmente com mais frequência no hiperparatiroidismo primário do que no secundário, exceto em doentes submetidos a diálise prolongada ou em doentes com doença renal terminal (Batsakis, 1979; Brown et al, 1977; Rao et al, 1978).

TUMOR DE CÉLULAS GIGANTES

Os verdadeiros tumores de células gigantes, embora raros na região da cabeça e do pescoço (Hamlin e Lund, 1967), podem surgir na mandíbula e na maxila. Geralmente aparecem em indivíduos com mais de 20 anos de idade. A dor pode ser a principal queixa do paciente (Walker, 1970). Histologicamente, estão presentes mais células gigantes do que no granuloma de células gigantes (Hirschl e Katz, 1974). As áreas de hemorragia e de formação óssea são raras (Hamlin e Lund, 1967).

QUERUBISMO

O querubismo é uma doença autossómica dominante, muitas vezes referida como "displasia fibrosa hereditária" (Batsakis, 1979). Envolve simetricamente os ângulos das mandíbulas. Além disso, em cerca de dois terços dos casos, a maxila está envolvida. Os indivíduos afectados apresentam uma acentuada plenitude maxilar bilateral e um ligeiro desvio dos olhos para cima, o que lhes confere um aspeto "querúbico" (Jones, 1933; Jones, Gerrie e Pritchard, 1950). Patologicamente, estas lesões têm numerosas células gigantes que variam em número consoante a quantidade de tecido fibroso e hemorragia presentes. A hemossiderina e os eosinófilos rodeiam frequentemente pequenos vasos sanguíneos. A curetagem é o tratamento de eleição.

QUISTO ÓSSEO ANEURISMÁTICO

Os quistos ósseos aneurismáticos ocorrem mais frequentemente em crianças e adolescentes (Gruskin e Dahlin, 1968). As lesões geralmente surgem na coluna vertebral e nos ossos longos, e raramente envolvem os maxilares e a face (Bernier e Bhaskar, 1958; Gruskin e Dahlin, 1968). As teorias que tratam da origem desses cistos incluem:

a) pressão hemodinâmica local que provoca o aumento da pressão venosa e resulta na transformação da área envolvida num leito vascular dilatado e ingurgitado (Lichtenstein, 1957),

b) uma resposta ao trauma que produz um falso aneurisma ou um hematoma não organizado (Waldron e Shafer, 1966), e

c) uma alteração vascular dentro de uma lesão óssea pré-existente (Jaffe, 1950; Dabska e Buraczewski, 1969).

Patologicamente, a lesão consiste em espaços cheios de sangue com pouco tecido conjuntivo. O estroma septal contém fibroblastos, células gigantes e trabéculas osteóides (Gruskin e Dahlin, 1968). A curetagem é o tratamento de escolha.

DIAGNÓSTICO DIFERENCIAL RADIOGRÁFICO

Normalmente, estes tumores são descritos radiograficamente como lesões expansivas e lúcidas; no entanto, verificou-se que este é um achado pouco comum na região dos seios paranasais (Som, Lawson e Cohen, 1983). Em vez disso, a aparência habitual é de uma massa de tecido mole expansiva e homogénea com áreas focais de destruição óssea na sua periferia. Na TC, a natureza expansiva da lesão é melhor observada e, por vezes, simula uma malignidade.

O diagnóstico diferencial da lesão, quando ocorre em relação aos seios paranasais, inclui os tumores que causam destruição óssea e expansão da cavidade e que ocorrem principalmente na maxila (carcinoma adenoide cístico, tumores mistos malignos e benignos), plasmocitomas, melanomas, linfomas, sarcomas (rabdomiossarcomas, fibrossarcomas) e lesões odontológicas (ameloblastoma). Raramente, uma mucocele antral e um carcinoma coexistem e criam uma imagem radiográfica idêntica (Som e Shugar, 1980).

O granuloma estático de células gigantes e o tumor castanho cicatrizado podem ser facilmente confundidos com fibroma ossificante e displasia fibrosa. O osso envolvido é expandido e denso, com uma textura de vidro fosco ou calcificações grosseiras. Embora a TAC mostre estas alterações melhor do que as vistas convencionais, a diferenciação radiográfica entre estas lesões é geralmente impossível.

Uma aparência multiloculada, expansiva e lúcida em imagens convencionais é caraterística do cisto ósseo aneurismático e leva à confusão com o ameloblastoma, mixoma odontogénico e angioma central. O cisto dentígero deve ser prontamente diferenciado das lesões de células gigantes devido às suas margens intactas geralmente bem definidas com um dente deslocado dentro ou adjacente a ele. Da mesma forma, os odontomas e cementomas que contêm material radiopaco bem organizado no seu interior não devem ser confundidos com tumores castanhos cicatrizados ou granulomas estáticos.

O granuloma dentário ou apical decorrente de patologia pulpar crónica aparece como um defeito lucente localizado na raiz de um dente não vital e não deve ser confundido radiograficamente com lesões de células gigantes.

A ocorrência de osteoporose generalizada deve sugerir o diagnóstico de um tumor castanho. O aparecimento de um padrão de "bolha de sabão" indica normalmente a presença de um quisto ósseo aneurismático. As massas maxilares bilaterais, associadas a lesões mandibulares, devem indicar querubismo. Por vezes, as margens do verdadeiro tumor de células gigantes são mais nítidas do que as do granuloma reparador de células gigantes; no entanto, este não é um achado constante e estas lesões são normalmente indistinguíveis radiograficamente.

	Células gigantes Granuloma	Hiperparatiroidismo	Células gigantes Tumor	Querubismo	Aneurisma l quisto ósseo
Idade	Primeira e segunda décadas	Vida posterior	Terceira e quarta décadas	Primeira infância	Primeira e segunda décadas
Localização	Mandíbulas, seios nasais, temporal osso	Tubarão ocasionalmente	Epífises dos longos ossos (raro no crânio)	Mandíbula bilateral, especialmente o ramo, ocasionalmente a maxila	Ossos longos (raros em maxilares)
Clínica curso	Benigno, pode recorrer, ocasionalmente regressão espontânea com formação óssea e esclerose	Benigno, não recidiva se for medicamente controlado, ocasionalmente pode curar-se com formação óssea e esclerose	Localmente agressivo, recorrências frequentes, ocasionalmente metástases à distância	Benigno, ativo no início da vida, as lesões tornam-se estáticas ou podem regredir na puberdade	Benigno, curado por simples curetagem
Radiologia c	Defeito lítico, pode expandir ou perfurar o córtex ósseo	Defeito lítico, pode expandir ou perfurar o córtex ósseo. Além disso, perda da lâmina dura em torno dos dentes, desmineralizaç	Defeito lítico, pode expandir ou perfurar o córtex ósseo.	Massa lítica expansiva, multiloculada, pode perfurar o córtex, perturbação da dentição, frequenteme	Massa quística expansiva, frequentemente trabeculada ou em favo de mel

		ão generalizada com osso em vidro fosco.		nte bilateral	
Histopatológico	Estroma fibroblástico com aglomerados de células gigantes e focos de hemorragia que criam uma lesão granulomatosa, marcada por novos e hemorragia antiga, as células gigantes são pequenas com poucos núcleos, focos de osteoide e formação de novos ossos.	Estroma fibroblástico com aglomerados de células gigantes e focos de hemorragia que criam uma lesão granulomatosa, marcada por novos e hemorragia antiga, as células gigantes são pequenas com poucos núcleos, focos de osteoide e formação de novos ossos.	Células gigantes dispersas no estroma fibroblástico vascular, hemorragia mínima e depósitos de hemossiderina, as células gigantes são grandes com numerosos núcleos (sem osteoide ou formação de osso novo)	Estroma com fibroblastos, células gigantes, pequenos vasos sanguíneos rodeados por eosinófilos	Cheio de sangue espaços onde os septos contêm células gigantes, fibroblastos e trabéculas osteóides
Metabólico	Ausente	Alterações dos níveis de cálcio, fósforo e fosfatase alcalina	Ausente	Ausente	Ausente

BIBLIOGRAFIA

1. Abaza NJ, El-Khashab MM, Fahim MS. Granuloma reparador central de células gigantes envolvendo a mandíbula: relato de caso. J Oral Surg.1965;23:643.

2. Abbey FS e Reece CH. Querubismo: relato de três casos. J Oral Surg. 1961;19:63.

3. Adkins KF, Martinez MG, Hartley MW. Ultra-estrutura de lesões de células gigantes - um granuloma reparador de células gigantes periférico. Oral Surg. 1969;28:713.

4. Adkins KF, Martinez MG, Robinson LH. Morfologia celular e relações em lesões de células gigantes dos maxilares. Oral Surg. 1969;28:216.

5. Albers DD. Tratamento conservador das lesões ósseas orais do hiperparatiroidismo. Oral Surg. 1974;38:209.

6. Anderson DE e McClendon JL. Querubismo - displasia fibrosa hereditária dos maxilares. I. Considerações genéticas. Oral Surg. 1962; 15(Suppl. 2):5.

7. Arnott DG . Querubismo - uma apresentação inicial unilateral. Br J Oral Surg. 1978;16:38.

8. Austin LT, Dahlin DC e Royer RQ. Granuloma reparador de células gigantes e condições relacionadas que afectam os ossos maxilares. Oral Surg. 1959;12:1285.

9. Berger A. Tumor solitário central de células gigantes dos ossos maxilares. J Oral Surg. 1947;5:154.

10. Bhaskar SN, Bernier JL, Godby F. Cisto ósseo aneurismático e outras lesões de células gigantes dos maxilares: relato de 104 casos. J Oral Surg. 1959;17:30.

11. Black BK e Ackerman LV. Tumores da paratiroide: revisão de 23 casos. Cancer. 1950;3:415.

12. Bloom J, Chacker FM, Thoma KH. Lesões múltiplas de células gigantes do osso: relato de caso. Oral Surg. 1962;15(Suppl. 2):74.

13. Borowy ZJ. Primary hyperparathyroidism. Can J Surg. 1969;12:104.

14. Bradley TJ et al. Granulomas reparadores de células gigantes bilaterais com aparência de querubismo. J Oral Surg. 1967;25:555.

15. Bramley P e Dwyer D. Hiperparatiroidismo primário: o seu efeito numa mãe e nos seus filhos. Oral Surg. 1970;30:464.

16. Ponte AJ. Hiperparatiroidismo primário apresentado como um problema dentário. Br Dent J. 1968;124:172.

17. Brooke RI. Tumor de células gigantes em pacientes com doença de Paget. Oral Surg.

1970;30:230.
18. Bruce KW, Bruwer A, Kennedy RLJ. Inchaços fibrosos intra-ósseos familiares dos maxilares ("querubismo"). Oral Surg. 1953;6:995.
19. Burland JG. Querubismo: displasia óssea bilateral familiar dos maxilares. Oral Surg. 1962;15(Suppl. 2):43.
20. Caffey J e Williams JL. Inchaço fibroso familiar dos maxilares. Radiologia. 1951;56:1.
21. Callahan KR. Osteíte fibrosa cística mandibular. Oral Surg. 1963;16:1094.
22. Carlos R, Sedano HO. Corticosteróides intralesionais como alternativa de tratamento para o granuloma central de células gigantes. Oral Surg Oral Med Oral Pathol Oral Radiol Endod. 2002;93:161-6.
23. Carlotti AE, Camitta FD, Connor TB. Hiperparatiroidismo primário com tumores de células gigantes da maxila: relato de um caso. J Oral Surg. 1969;27:722.
24. Cohen B. Um estudo das lesões ósseas num caso de hiperparatiroidismo. Oral Surg. 1959;12:1347.
25. Coley BL. Neoplasias ósseas e afecções relacionadas. 2nd ed. New York: P.B. Hoeber; 1960.
26. Collins LR, White RP, Bear SE. Procedimentos de diagnóstico para lesões vasculares centrais dos maxilares. J Oral Surg. 1968;26:696.
27. Cornelius EA e McClendon JL. Cherubism. J Roentgenol. 1969;106:136.
28. Curtis ML, Hatfield CC, Pierce JM. Uma lesão destrutiva de células gigantes da mandíbula. J Oral Surg. 1973;31:705.
29. Dahlin DC, Cupps RE, Johnson EW. Tumor de células gigantes: um estudo de 195 casos. Cancer. 1970;25:1061.
30. Dahlin DC, Ivins JC. Condroblastoma benigno. Um estudo de 125 casos. Cancer. 1972;30:401-413.
31. Dehner LP. Tumores da mandíbula e da maxila em crianças. Cancro. 1973;31:364.
32. De Lange, Hans P van den Akker, Hank van den Berg. Central giant cell granuloma of the jaw: a review of the literature with special emphasis on therapy options. Oral Surg Oral Med Oral Pathol Oral Radiol Endod. 2007;104:603-15.
33. De Lange, Hans P van den Akker, Scholtemeijer M. Querubismo tratado com calcitonina: relato de um caso. J Oral Maxillofac Surg. 2007;65:1665-1667.
34. Edwards PC, Fox J, Fantasia JE, Goldberg J, Kelsch RD. Granulomas centrais

bilaterais de células gigantes da mandíbula numa menina de 8 anos com síndrome de Noonan (síndrome de lesões múltiplas de células gigantes). Oral Surg Oral Med Oral Pathol Oral Radiol Endod. 2005;99:334-40.

35. Edwards PC, Fantasia JE, Saini T, Rosenberg TJ, Sachs SA, Ruggiero S. Granulomas de células gigantes centrais clinicamente agressivos em dois pacientes com neurofibromatose 1. Oral Surg Oral Med Oral Pathol Oral Radiol Endod. 2006;102:765-72.

36. Fletcher P, Scopp I, Hersh R. Manifestações orais do hiperparatiroidismo secundário relacionadas com a terapia de hemodiálise a longo prazo. Oral Surg. 1977;43:218.

37. Fleuchaus PT, Buhner WA. Querubismo tratado por curetagem e lascas de osso autógeno: relato de caso. J Oral Surg. 1967;25:348.

38. Florez-Moreno GA, Henao-Ruiz M, Santa-Saenz DM, Castaneda-Pelaez DA, Tobon-Arroyave SI. Comparação citomorfométrica e imunohistoquímica entre lesões centrais e periféricas de células gigantes dos maxilares. Oral Surg Oral Med Oral Pathol Oral Radiol Endod. 2008;105:625-32.

39. Fordham C, Williams F. Brown tumour and secondary hyperparathyroidism (tumor castanho e hiperparatiroidismo secundário). N Engl J Med. 1963;269:129.

40. Friedman W, Pervez N, Schwartz A. Tumor castanho da maxila no hiperparatiroidismo secundário. Arch Otolaryngol. 1974;100:157.

41. Giunta JL. Comentário ao artigo de Curtis, Hatfield e Pierce: uma lesão destrutiva de células gigantes da mandíbula. J Oral Surg. 1973;31:709.

42. Goga D, Fassio E, Festissof F, Jan M. Condroblastoma da região temporomandibular. J Oral Maxillofac Surg. 1999;57:1270-1272.

43. Gold L. A classificação e patogénese da displasia fibrosa dos maxilares, parte I. Oral Surg. 1955;8:628.

44. Goldman KE. Complicações da terapia com alfa-interferão para a lesão central agressiva de células gigantes do maxilar. Oral Surg Oral Med Oral Pathol Oral Radiol Endod. 2005;100:285-91.

45. Goldstein BH, Laskin DM. Tumor de células gigantes da maxila complicando a doença de Paget do osso. J Oral Surg. 1974;32:209.

46. Gomez AC, Youmans RD, Chambers RG. Sarcoma osteogénico da mandíbula. Um método de tratamento. Am J Surg. 1960;100:613.

47. Gordon SC, MacIntosh RB, Wesley RKO. Uma revisão do osteoblastoma e relato de

caso de osteoblastoma metacrónico e ameloblastoma unicístico. Oral Surg Oral Med Oral Pathol Oral Radiol Endod. 2001;91:570-5.

48. Gorlin RJ. Comentários (querubismo). Oral Surg. 1967;25:355.

49. Gorlin RJ, Goldman HM. Patologia oral de Thoma. 6th ed. St. Louis: The C.V. Mosby Co.;1970.

50. Grunebaum M. Querubismo não-familiar: relato de dois casos. J Oral Surg. 1973;31:632.

51. Hamner JE. A demonstração da deposição de colagénio perivascular no querubismo. Oral Surg. 1969;27:129.

52. Hamner JE, Ketcham AS. Cherubism: uma análise do tratamento. Cancer. 1969;23:1133.

53. Harris M. Cherubism e o osteoclastoma. Oral Surg. 1968;25:613.

54. Hayward JR. Tumor maligno de células gigantes da mandíbula: relato de caso. J Oral Surg. 1959;17:75.

55. Hebert JM, Fraire AE, Reid R. Querubismo: relato de um caso. J Oral Surg. 1972;30:827.

56. Hutter RVP et al. Benign and malignant giant cell tumours of bone (Tumores benignos e malignos de células gigantes do osso). Cancer. 1962;15:653.

57. Huvos AG, Marcove RC, Erlandson RA, Mike V. Chondroblastoma of bone. Um estudo clinicopatológico e electronmicroscópico. Cancer. 1972;29:760-71.

58. Idowu BD, Thomas G, Frow R, Diss TC, Flanagan AM. Mutações no SH3BP2, o gene do querubismo, não foram detectadas em tumores centrais ou periféricos de células gigantes da mandíbula. British Journal of Oral and Maxillofacial Surgery. 2008;46:229-30.

59. Jaffe HL. Granuloma reparador de células gigantes, quisto ósseo traumático e displasia fibrosa (fibro-óssea) dos ossos maxilares. Oral Surg. 1953;6:149.

60. Jaffe HL. Tumores e afecções tumorais dos ossos e articulações. Philadelphia: Lea e Febiger; 1958.

61. Jaffe HL, Lichtenstein L. Non-osteogenic fibroma of bone. Am J Pathol. 1942;18:205.

62. Jaffe HL, Lichtenstein L. Eosinophilic granuloma of bone (Granuloma eosinofílico do osso). JAMA. 1947;135:935.

63. Jaffe HL, Lichtenstein L, Portis RB. Tumor de células gigantes do osso. AMA Arch Pathol. 1940;30:993.

64. Jones AC, Prihoda TJ, Kacher JE, Odingo NA, Freedman PD. Osteoblastoma da maxila e mandíbula: relato de 24 casos, revisão da literatura e discussão da sua relação com o osteoma osteoide dos maxilares. Oral Surg Oral Med Oral Pathol Oral Radiol Endod. 2006;102:639-50.

65. Jones WA. Doença cística multilocular familiar dos maxilares. Am J Cancer. 1933;17:946.

66. JonesWA. Outras observações sobre a doença cística multilocular familiar dos maxilares. Br J Radiol. 1938;11:227.

67. Jones WA. Cherubism. Oral Surg. 1965;20:648.

68. Jones WA, Gerrie J, Pritchard J. Cherubism - displasia fibrosa familiar dos maxilares. J Bone Joint Surg. 1950;32B:334.

69. Jones WA, Gerrie J, Pritchard J. Cherubism - uma displasia fibrosa familiar dos maxilares. Oral Surg. 1952;5:292.

70. Kennett S, Cohen H. Tumor central de células gigantes da mandíbula: relato de caso. J Oral Surg. 1971;29:492.

71. Kennett S, Pollick H. Lesões dos maxilares no hiperparatiroidismo familiar. Oral Surg. 1971;31:502.

72. Lautenbach E, Dockhorn R. Osteodistrofia fibrosa generalista (doença de Recklinghausen; hiperparatiroidismo) e o seu efeito nos maxilares. Oral Surg. 1968;24:479.

73. Lawrence D, Nogrady MB, Cloutier AM. Querubismo: relato de um caso. Am J Roentgenol. 1970;108:468.

74. Marble HB et al. Granuloma reparador central de células gigantes com manifestações extra-ósseas. J Oral Surg. 1969;27:215.

75. McClendon JL, Anderson DE, Cornelius EA. Querubismo - displasia fibrosa hereditária dos maxilares. II. Considerações patológicas. Oral Surg. 1962;15(Suppl. 2):17.

76. McGeown MG. Valor dos testes especiais da função paratiroideia. Proc. Assoc. Clin. Biochem. 1961;1:46.

77. McGowan DA. Tumor central de células gigantes da mandíbula que ocorre durante a gravidez. Br J Oral Surg. 1969;7:131.

78. Miller AS et al. Tumor de células gigantes dos maxilares associado à doença de Paget do osso. Arch Otolaryngol. 1974;100:233.

79. Mintz G et al. Tumor maligno primário de células gigantes da mandíbula: relato de um

caso e revisão da literatura. Oral Surg . 1981;51:164.
80. Mock D, White GC. Querubismo: relato de caso. J Oral Surg. 1974;32:57.
81. Morton KS. Produção de osso em fibroma não osteogénico. J Bone Joint Surg. 1964;46B:233.
82. Motamedi MHK, Navi F, Eshkevari PS, Jafari SM, Shams MG, Taheri M et al. Apresentações variáveis de quistos ósseos aneurismáticos dos maxilares: 51 casos tratados durante um período de 30 anos. J Oral Maxillofac Surg. 2008;66:2098-2103.
83. Murphy WR, Ackerman LV. Tumores benignos e malignos de células gigantes do osso. Cancer. 1956;9:317.
84. Nakamura Y, Becker LE, Marks A. Proteína S-100 em tumores de cartilagem e osso. Um estudo imunohistoquímico. Cancer. 1983;52:1820-1824.
85. Nathan AS, Traiger J, Berman SA. Hiperparatiroidismo secundário como causa de aumento generalizado da maxila e da mandíbula. Oral Surg. 1966;21:724.
86. Ogunlewe MO, Ajayi OF, Adeyemo WL, Ladeinde AL, James O. Sarcoma osteogénico dos ossos maxilares: Uma experiência de uma única instituição ao longo de um período de 21 anos. Oral Surg Oral Med Oral Pathol Oral Radiol Endod. 2006;101:76-81.
87. Pederson GW. Lesão central de células gigantes da maxila: enucleação e reconstrução imediata. Oral Surg. 1973;36:790.
88. Pleasants JE, MacComb WS. Tumores de células gigantes da mandíbula. Oral Surg. 1956;9:253.
89. Potdar GG. Sarcoma osteogénico dos maxilares. Oral Surg. 1970;30:381.
90. Ramon Y, Berman W, Bubis JJ. Fibromatose gengival combinada com querubismo. Oral Surg. 1967;24:435.
91. Richards WG, Coleman FC. Sarcoma osteogénico da mandíbula. Oral Surg. 1957;10:1156.
92. Richter KJ, Grammer FC, Boies L. Lesão central de células gigantes no ângulo da mandíbula: revisão da literatura e relato de caso. J Oral Surg. 1973;31:26.
93. Rosenberg EH, Guralnick WC. Hyperparathyroidism: a review of 220 approved cases with special emphasis on findings in jaws. Oral Surg. 1962;15:84.
94. Rotblat N, Laskin DM. Lesões radiolúcidas da mandíbula: diagnóstico diferencial e relato de caso. J Oral Surg. 1969;27:820.
95. Ruggieri M, Pavone V, Pollizi A, Albanese S, Magro G, Merino M et al. Forma

invulgar de granuloma de células gigantes recorrente da mandíbula e das extremidades inferiores num doente com neurofibromatose tipo I. Oral Surg Oral Med Oral Pathol Oral Radiol Endod. 1999;87:67-72.

96. Schindel J et al. Cherubism. Int Surg. 1974;59:225.

97. Seward GR, Hankey GT. Cherubism. Oral Surg. 1957;10:952.

98. Shklar G, Meyer I. Um tumor de células gigantes do maxilar numa área de osteíte deformante (doença de Paget do osso). Oral Surg. 1958;11:835.

99. Shklar G, Meyer I. Tumores de células gigantes da mandíbula e da maxila. Oral Surg. 1961;14:809.

100. Silva EC, Silva GCC, Vieira TC. Querubismo: caraterísticas clinicoradiográficas, tratamento e acompanhamento a longo prazo de 8 casos. J Oral Maxillofac Surg. 2007;65:517-522.

101. Silva GCC, Gomez RS, Vieira TC, Silva EC. Querubismo: acompanhamento a longo prazo de 2 pacientes nos quais regrediu sem tratamento. Br J Oral Maxillofac Surg. 2007;45:567-570.

102. Silverman S et al. As estruturas dentárias no hiperparatiroidismo primário. Oral Surg. 1962;15:426.

103. Slesinger MJ, Dvoracek CR. Tumores incomuns de células gigantes da mandíbula: uma contribuição para a questão do querubismo. In: Walker RV, editor. Transacções da Terceira Conferência Internacional de Cirurgia Oral. Edinburgh: E. & S. Livingstone; 1970.

104. Small GS, Rowe NH. Um "verdadeiro tumor de células gigantes" na mandíbula? J Oral Surg. 1975;33:296.

105. Small IA, Young MC. Displasia óssea familiar dos maxilares. J Oral Surg. 1958;16:35.

106. Standish SM, Gorlin RJ. Distúrbios ósseos que afectam os maxilares. In: Gorlin RJ, Goldman HM, editores. Patologia oral de Thoma. 6th Ed. St. Louis: The C.V. Mosby Co.;1970.

107. Stewart MJ. A histiogénese do sarcoma mieloide, com uma crítica à "teoria da osteomielite hemorrágica crónica". Lancet. 1922;2:1106.

108. Stock MS. A boca no hiperparatiroidismo. N Engl J Med. 1941;224:1019.

109. Thoma KH. Querubismo e outras lesões intra-ósseas de células gigantes. Oral Surg. 1962;15(Suppl. 2):1.

110. Thompson ER. Tumores múltiplos de células gigantes: relato de um caso. Oral Surg.

1962;15(Suppl. 2):69.

111. Tombridge TL. Granuloma reparador familiar de células gigantes da mandíbula ("querubismo"). Am J Clin Pathol. 1962;37:196.

112. Topazian RG, Costich ER. Displasia fibrosa familiar dos maxilares (querubismo): relato de caso. J Oral Surg. 1965;23:559.

113. Troup JB, Dahlin DC, Coventry MB. O significado das células gigantes no sarcoma osteogénico. Proc Mayo Clin. 1960;35:179.

114. Umiker W, Gerry RG. Pseudo-tumor de células gigantes (granuloma reparador da mandíbula). Oral Surg. 1954;7:113.

115. Vered M, Shohat I, Buchner A, Dayan D, Taicher S. Calcitonin nasal spray for treatment of central giant cell granuloma: Achados clínicos, radiológicos e histológicos e expressão imunohistoquímica dos receptores de calcitonina e glucocorticóides. Oral Surg Oral Med Oral Pathol Oral Radiol Endod. 2007;104:226-39.

116. Von Wowern N. Cherubism. Int J oral Surg. 1972;1:240.

117. Von Wovern N. Cherubism: Um acompanhamento a longo prazo de 36 anos de 2 gerações em famílias diferentes e revisão da literatura. Oral Surg Oral Med Oral Pathol Oral Radiol Endod. 2000;90:765-72.

118. Waldron CA. Comentários. J Oral Surg. 1965;23:566.

119. Waldron CA, Shafer WG. O granuloma reparador central de células gigantes dos maxilares: uma análise de 38 casos. Am J Clin Pathol. 1966;45:437.

120. Walker DG. Tumores benignos não odontogénicos dos maxilares. J Oral Surg. 1970;28:39.

121. Walsh RF, Karmiol M. Oral roentgenographic findings in osteitis fibrosa generalist associated with chronic renal disease. Cirurgia oral. 1969;28:273.

122. Welsh RA, Meyer AT. Um estudo histogenético do condroblastoma. Cancer. 1964;17:578-589.

123. Whitlock RIH. Tumor de células gigantes. J Oral Surg. 1964;22:167.

124. Whitlock RIH. As lesões dos maxilares associadas ao hiperparatiroidismo. In: Walker RV, editor. Transacções da Terceira Conferência Internacional de Cirurgia Oral. Edinburgh: E. & S. Livingstone; 1970.

125. Williams RA et al. Caso 36, parte 2: lesões de células gigantes da maxila. J Oral Surg. 1981;39:765.

126. Williams RR, Dahlin DC, Ghormley RK. Tumor de células gigantes do osso. Cancer. 1954;7:764.

127. Witkop CJ. Comentários. J oral Surg. 1967;25:559.

128. Wolvius EB, Jan de Lange, Smeets EEJ, Karel GH van der Wal, Hans P van den Akker. Síndrome de Noonan-like/Multiple giant cell lesion: relato de um caso e revisão da literatura. J Oral Maxillofac Surg. 2006;64:1289-1292.

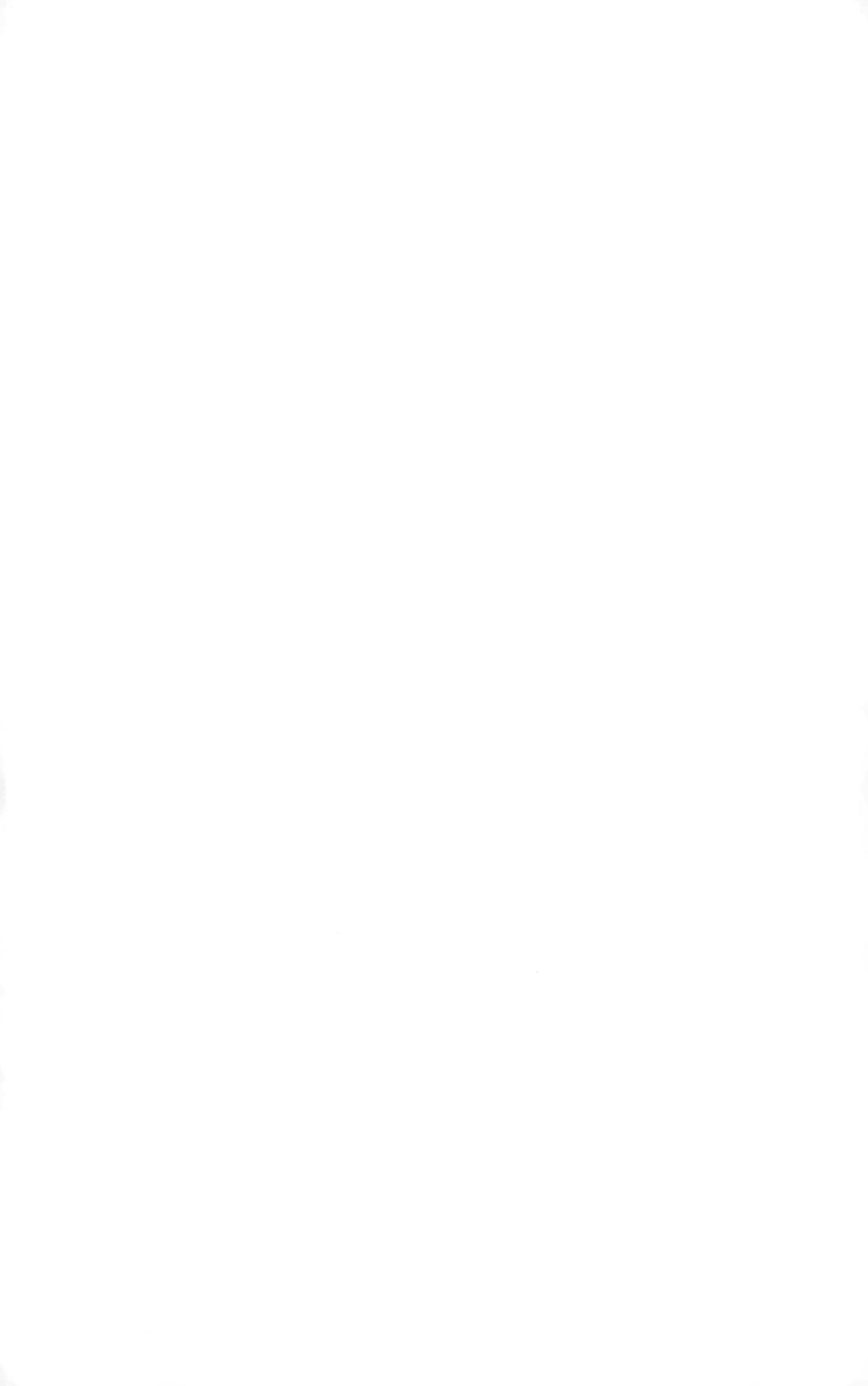

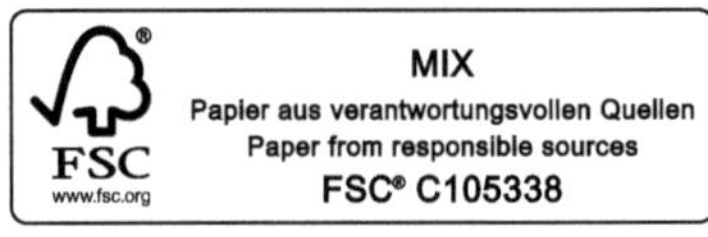

Printed by Books on Demand GmbH, Norderstedt / Germany